Monthly Book

Medical Rehabilitation

編集企画にあたって………

　肢体不自由のある障害児を診て介入する際には，必ず移動能力の問題を考慮に入れておく必要があります．障害児の移動能力の評価・介入の考え方は，基礎疾患の態様によって異なる点があります．

　移動能力の障害を引き起こし得る主な病態としては，次のようなものが挙げられます．

　1）神経系機能異常　中枢神経系由来または末梢神経系由来の神経系疾患　麻痺の態様（痙性，弛緩性，失調性など）

　2）四肢形態・機能異常　先天性あるいは後天性の四肢欠損，脚長不等，関節変形拘縮など

　本企画では，まず小児リハビリテーション診療の現場で遭遇する移動能力障害について，比較的頻度の高い病態を取り上げ，各領域で活躍している執筆者からその対応の基本的考え方を解説いただきます．近藤氏には，小児の運動発達段階と予後予測を加味した移動能力の評価のポイントについて解説いただきます．金城氏には，主に痙縮を呈する脳性麻痺児の移動能力別にみた機能向上のための治療法選択の方針について執筆いいただきました．藪中氏は，主に痙性のある脳性麻痺・脳原性障害による障害児の移動能力別にみた機能向上のためのリハビリテーション介入法における目標設定の重要性を強調されています．田中氏からは，二分脊椎をはじめとする弛緩性麻痺児の移動能力評価のポイントと能力分類別にみた治療法選択の考え方について述べていただきます．北原氏には，弛緩性麻痺児の運動機能別にみたリハビリテーション介入法のポイントを解説いただきます．藤原氏からは，四肢欠損児の移動能力について，下肢欠損児だけではなく上肢欠損児の運動発達の促し方について述べていただきます．

　上に述べたような障害児自身の運動能力を向上させるアプローチだけでは必要とされる移動能力が不足する場合には，各種の移動支援機器が用いられます．松尾氏からは，既存の移動支援機器の概念にとらわれない各種の工夫を凝らした移動支援機器を低年齢児より用いた取り組みを豊富な実例と共に示していただきました．交通手段の発展が人類の活動の範囲と質・量を飛躍的に拡大したように，障害児におけるモビリティ機器の発達はその社会参加を大きく拡大することが期待されます．

　また，近年のロボット技術の障害児者への応用の進展も見逃せません．上野氏には小児リハビリテーションの領域におけるロボティクスの適用について論じていただきました．小林氏からは，歩行器型のフレームと人工筋肉を組み合わせたアクティブ歩行器について紹介いただきました．ロボティクスに関しては，小児に適合させた機器の小型化という課題がありますが，今後の発展が期待されるところです．

　芳賀氏より，知覚障害と運動発達の関連について，四肢欠損児と稀少疾患である先天性無痛無汗症を例に紹介いただきます．

　以上，本企画が，読者の皆様に小児の移動機能について多面的な理解を深める一助となることを希望します．

2021 年 6 月
小崎慶介

Key Words Index

和　文

━ あ行 ━

アクティブ歩行器　61
意思伝達支援機器　43
移動　70
移動支援機器　43
移動能力　1,14,29,43
運動発達　37

━ か行 ━

感覚過敏　1
感覚障害　70
感覚認知　70
義手　37
義足　37
痙縮　7

━ さ行 ━

Sharrard 分類　23
弛緩性麻痺　29
四肢形成不全　37
重症心身障害　14
障害児　70
障害児発育支援　43
切断　37
選択的後根切断術　7
装具　23

━ た・な行 ━

多職種連携　7
二分脊椎　23,29
脳性麻痺　7,14,55

━ は行 ━

発達　1
歩行障害　55
歩行に支障のある障害児　43
歩行能力　1
Hoffer 分類　23

━ ま・や行 ━

マッキベン型人工筋肉　61
免荷直立歩行　61
予後予測　1

━ ら行 ━

リハビリテーション　14
ロボット支援歩行リハビリテーション
　　　　　　　　　　　　　　55

欧　文

━ A ━

ability to move　43
active walker　61
ambulation　70
amputation　37

━ C ━

cerebral palsy；CP　7,14,55
children with disabilities who have
　difficulty walking　43
communication support equipment
　　　　　　　　　　　　　　43

━ D ━

development　1
disabled child　70

━ F・G ━

flaccid paralysis　29
functional mobility　14
gait impairment　55

━ H ━

Hybrid Assistive Limb；HAL　55
hyperesthesia　1

━ L ━

limb deficiency　37
lower limb prosthesis　37

━ M ━

McKibben artificial muscle　61
mobility　29
mobility ability　1
mobility support equipment　43
motor development　37
multidisciplinary team, multidisci-
　plinary approach　7

━ O・P ━

orthosis　23
profound intellectual and multiple
　disabilities　14
prognosis prediction　1

━ R ━

rehabilitation　14
Robot Assisted Gait Traning；
　RAGT　55

━ S ━

selective dorsal rhizotomy　7
sensory cognition　70
sensory disturbance　70
spasticity　7
spina bifida　23,29
supporting the growth of children
　with disabilities　43

━ U・W ━

upper limb prosthesis　37
walking ability　1
weight bearing upright walking
　　　　　　　　　　　　　　61

Writers File

ライターズファイル（50音順）

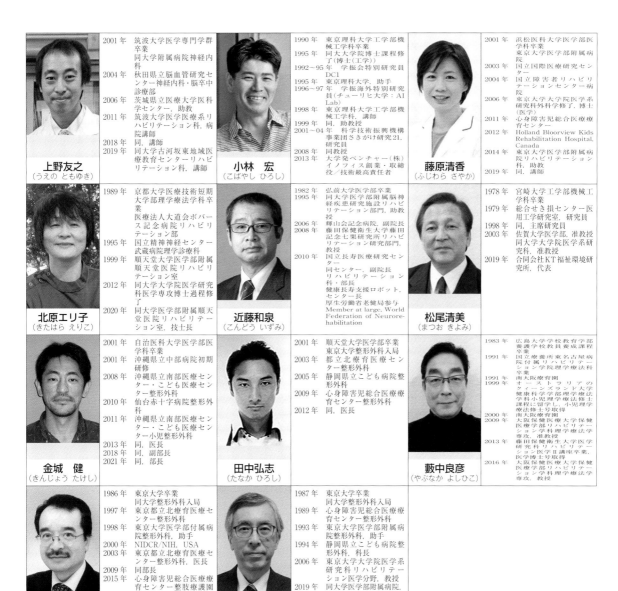

上野友之（うえの ともゆき）

2001年	筑波大学医学専門学群卒業 同大学附属病院神経内科
2004年	秋田県立脳血管研究センター神経内科・脳卒中診療部
2006年	茨城県立医療大学医科学センター，助教
2011年	筑波大学医学医療系リハビリテーション科，病院講師
2018年	同，講師
2019年	同大学古河坂東地域医療教育センターリハビリテーション科，講師

小林 宏（こばやし ひろし）

1990年	東京理科大学工学部機械工学科卒業
1995年	同大学院博士課程修了（博士（工学））
1992〜95年	学振特別研究員DC1
1995年	東京理科大学，助手
1996〜97年	学振海外特別研究員（チューリヒ大学：AI Lab）
1998年	東京理科大学工学部機械工学科，講師
1999年	同，助教授
2001〜04年	科学技術振興機構事業団さきがけ研究21，研究員
2008年	同教授
2013年	大学発ベンチャー（株）イノフィス創業・取締役／技術最高責任者

藤原清香（ふじわら さやか）

2001年	浜松医科大学医学部医学科卒業 東京大学医学部附属病院
2003年	国立国際医療研究センター
2004年	国立障害者リハビリテーションセンター病院
2006年	東京大学大学院医学系研究科外科学修了，博士（医学）
2011年	心身障害児総合医療療育センター
2012年	Holland Bloorview Kids Rehabilitation Hospital, Canada
2014年	東京大学医学部附属病院リハビリテーション科，助教
2019年	同，講師

北原エリ子（きたはら えりこ）

1989年	京都大学医療技術短期大学部理学療法学科卒業 医療法人大道会ボバース記念病院リハビリテーション部
1995年	国立精神神経センター武蔵病院理学診療科
1999年	順天堂大学医学部附属順天堂医院リハビリテーション室
2012年	同大学大学院医学研究科医学専攻博士過程修了
2020年	同大学医学部附属順天堂医院リハビリテーション室，技士長

近藤和泉（こんどう いずみ）

1982年	弘前大学医学部卒業
1995年	同大学医学部附属脳神経疾患研究施設リハビリテーション部門，助教授
2006年	輝山会記念病院，副院長
2008年	藤田保健衛生大学藤田記念七栗研究所リハビリテーション研究部門，教授
2010年	国立長寿医療研究センター 同センター，副院長 リハビリテーション科・部長 健康長寿支援ロボット，センター長 厚生労働省老健局参与 Member at large, World Federation of Neurorehabilitation

松尾清美（まつお きよみ）

1978年	宮崎大学工学部機械工学科卒業
1979年	総合せき損センター医用工学研究室，研究員
1998年	同，主席研究員
2003年	佐賀医科大学部，准教授 同大学大学院医学系研究科，准教授
2019年	合同会社KT福祉環境研究所，代表

金城 健（きんじょう たけし）

2001年	自治医科大学医学部医学科卒業
2001年	沖縄県立中部病院初期研修
2008年	沖縄県立南部医療センター・こども医療センター整形外科
2010年	仙台赤十字病院整形外科
2011年	沖縄県立南部医療センター・こども医療センター小児整形外科
2013年	同，医長
2018年	同，副部長
2021年	同，部長

田中弘志（たなか ひろし）

2001年	順天堂大学医学部卒業 東京大学整形外科入局
2003年	都立北療育医療センター整形外科
2005年	静岡県立こども病院整形外科
2009年	心身障害児総合医療療育センター整形外科
2012年	同，医長

藪中良彦（やぶなか よしひこ）

1983年	広島大学学校教育学部養護学校教員養成課程卒業
1991年	国立療養所東名古屋病院付属リハビリテーション学院理学療法科卒業
1991年	南大阪療育園
1999年	オーストラリアのクィーンズランド大学健康科学学部理学療法学科小児理学療法修士課程に留学し，小児理学療法修士号取得
2000年	南大阪療育園
2009年	大阪保健医療大学保健医療学部リハビリテーション学科理学療法学専攻，准教授
2013年	藤田保健衛生大学研究科リハビリテーション医学Ⅱ講座卒業，医学博士号取得
2016年	大阪保健医療大学保健医療学部リハビリテーション学科理学療法学専攻，教授

小﨑慶介（こさき けいすけ）

1986年	東京大学卒業 同大学整形外科入局
1997年	東京都立北療育医療センター整形外科
1998年	東京大学医学部付属病院整形外科，助手
2000年	NIDCR/NIH, USA
2003年	東京都立北療育医療センター整形外科，医長
2009年	同部長
2015年	心身障害児総合医療療育センター整肢療護園園長
2019年	心身障害児総合医療療育センター，所長

芳賀信彦（はが のぶひこ）

1987年	東京大学卒業 同大学整形外科入局
1989年	心身障害児総合医療療育センター整形外科
1993年	東京大学医学部附属病院整形外科，助手
1994年	静岡県立こども病院整形外科，科長
2006年	東京大学大学院医学系研究科リハビリテーション医学分野，教授
2019年	同大学医学部附属病院，副院長
2021年	国立障害者リハビリテーションセンター自立支援局，局長

Contents

障害児の移動能力を考える

編集企画／心身障害児総合医療療育センター所長　小﨑慶介

障害児の移動能力評価　　　　　　　　　　　　　近藤　和泉　　*1*

各発達段階の移動能力の獲得状況とそれが感覚過敏の残存とあいまって，最終的な移動能力にどのような影響を及ぼすかについて説明．GMFCS の使用を推奨した．

脳性麻痺と脳原性障害による障害児の移動能力―評価と治療―

金城　　健　　*7*

痙縮が運動発達やリハビリテーションの阻害因子となっている場合に痙縮治療を考慮し，GMFCS レベルに基づいた最終ゴールをイメージして治療戦略を立てることで，長期的な QOL の改善に役立つ．

脳性麻痺と重症心身障害による障害児の移動能力
―リハビリテーションのポイント―　　　　　　　藪中　良彦　　*14*

脳性麻痺児に対しては，GMFCS レベル別の一般的目標を念頭に個別目標を子どもと家族と協業して決定する．重症心身障害児に対しては，電動乗物を使用して認知機能を向上するアプローチが有効である．

二分脊椎の評価と治療　　　　　　　　　　　　　田中　弘志　　*23*

二分脊椎は症例により麻痺レベルが大きく異なるため，Sharrard 分類による正確な麻痺レベルの評価を行い，Hoffer 分類による移動機能の目標を設定し，装具治療およびリハビリテーションを行うことが重要である．手術は生活やリハビリテーションや患者の予後を考慮したうえで慎重に検討することが重要である．

二分脊椎をはじめとする弛緩性麻痺―リハビリテーション―

北原エリ子　　*29*

二分脊椎児の移動機能向上のためのリハビリテーションにおいては，予測した移動能力と患児家族のニーズについて，多職種で情報を十分に共有して進めることが重要である．

Monthly Book

MEDICAL REHABILITATION No. 263/2021.7 目次

編集主幹／宮野佐年　水間正澄

四肢形成不全症児の姿勢制御と移動能力　　　　　藤原　清香ほか　**37**

　　　四肢形成不全症の小児がその運動発達と成長の過程で，機能障害に対してどの
　　　ように補装具などで機能を補い，活動への支援を必要としているのかを解説し
　　　た．

移動支援機器(歩行器・車椅子・電動モビリティなど)　　松尾　清美　**43**

　　　歩けない障害児の移動能力獲得のための移動支援機器について，身体機能と言
　　　語理解で5つに分類し，発育支援のための自立移動と介助移動の考え方と移動
　　　支援機器の使用事例を紹介した．

脳性麻痺リハビリテーションにおけるロボティクスの応用

　　　　　　　　　　　　　　　　　　　　　　　　　上野　友之　**55**

　　　脳性麻痺児に対するロボットリハビリテーションは，その取り組みが始まった
　　　ばかりであるが，効率的な運動量の確保，適切な運動学習の反復が可能である
　　　ことから期待されている．

アクティブ歩行器の遷延性意識障害者の試乗と改良　　小林　宏ほか　**61**

　　　寝たきりでも完全麻痺でも，安全に立位で歩行できる装置を開発し，遷延性意
　　　識障害者に大きな刺激を与えることができたこと．また，不全麻痺の方用に，
　　　簡易な装置を開発したこと．

小児の感覚認知機能と運動・移動　　　　　　　　芳賀　信彦ほか　**70**

　　　小児の感覚・認知が運動・移動に与える影響について，先天性無痛無汗症にお
　　　ける歩容の特徴の変化，四肢形成不全における四肢の認知と運動スキルの関係
　　　を例に検討した．

❖キーワードインデックス　前付2
❖ライターズファイル　前付3
❖ピン・ボード　75〜77
❖既刊一覧　81
❖次号予告　82

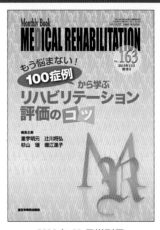

もう悩まない！
100症例 から学ぶ
リハビリテーション
評価の コツ

編集企画／里宇明元・辻川将弘・杉山　瑶・堀江温子

2013 年 11 月増刊号
B5 判　454 頁
定価 5,390 円：本体（4,900 円＋税）

リ ハ臨床において重要な位置を占める評価．
膨大な評価項目の中からどの評価を，どの時点で，どのように活用するのか，
少ない診療時間の中で，優先度をどこに置き，どのように予後予測やリハ処方に結び付けていくのか，
悩むところではないでしょうか．
本書では，実際の診療の流れに沿って，症例ごとに優先度がどこにあるのかが押さえられます．
評価の流れをマスターしたい初学者のみならず，セラピスト，連携する他科の先生方などにも
是非とも読んで頂きたい 1 冊です！

Contents

<総　論>
評価のポイント／診察のポイント／処方のポイント／ADL・IADL
の評価／QOL の評価

<各　論>
Ⅰ．脳血管障害：急性期（軽度例）／急性期（重度例）／回復期
（ゴールが歩行レベル）／回復期（ゴールが車いす介助レベル）／
生活期（介護度が非常に高い例）／生活期（ゴールが復職）／慢
性期の上肢麻痺例／複合障害例／併存疾患（透析例）／排尿障
害／自動車運転の可否の判断を要する例

Ⅱ．高次脳機能障害：前頭葉症状／失語症／半側空間無視／注
意障害／記憶障害／失認（視覚失認）／失行（limb apraxia）／低
酸素脳症（意欲発動性低下例）

Ⅲ．痙　縮：脳卒中上肢／脳卒中下肢／脊髄損傷（ITB）／脳性麻
痺例

Ⅳ．嚥下障害：ワレンベルグ症候群（延髄外側梗塞）／高齢者の
肺炎／頭頚部腫瘍術後／胃瘻の適応となる例

Ⅴ．脊髄損傷：高位頚髄損傷例（呼吸器管理）／C6 頚髄損傷
例／対麻痺例（車いすレベル）／対麻痺例（歩行レベル）／高齢の
不全頚髄損傷例／自律神経過反射／排尿障害（核上性）／排便
障害／褥瘡／異所性骨化

Ⅵ．運動器疾患等：関節リウマチ（初期例）／関節リウマチ（進行
例）／肩関節周囲炎／肩関節スポーツ外傷／肘関節スポーツ障
害（上腕骨小頭離断性骨軟骨炎）／手指屈筋腱損傷／慢性腰
痛／膝関節スポーツ外傷／変形性膝関節症／骨粗鬆症／脊椎圧
迫骨折／多発外傷／熱傷／肩手症候群／全身性硬化症（PSS）／
多発性筋炎／大腿骨頚部骨折／腕神経叢麻痺

Ⅶ．高齢者：高齢者の廃用症候群

Ⅷ．切断・義肢：大腿切断／下腿切断／上肢切断：前腕切断（極
短断端）例／小児切断（筋電義手）：先天性前腕欠損例

Ⅸ．装具：下肢装具の選択／上肢スプリントの選択

Ⅹ．呼吸：慢性閉塞性肺疾患（COPD）／間質性肺疾患

Ⅺ．循環器：急性心筋梗塞／心不全

Ⅻ．顔面神経麻痺：顔面神経麻痺

ⅩⅢ．神経筋疾患：パーキンソン病（Hoehn-Yahr stage Ⅰ・Ⅱ）／
パーキンソン病（Hoehn-Yahr stage Ⅲ・Ⅳ）／筋ジストロフィー

（歩行可能レベル）／筋ジストロフィー（車いすレベル）／ギラン・
バレー症候群／筋萎縮性側索硬化症（ALS）／電気式人工喉頭
例／脊髄小脳変性症（SCD）／多系統萎縮症（MSA）（軽症〜中
等度例）／脊髄小脳変性症（SCD）／多系統萎縮症（MSA）（重
症例）／ジストニア（体幹）／痙性斜頚／書痙

ⅩⅣ．がん・リンパ浮腫：骨転移／リンパ浮腫／食道がん周術期／
造血幹細胞移植例

ⅩⅤ．小児：脳性麻痺（成長後の歩行困難例）／脳性麻痺（座位保
持困難例）／二分脊椎／外反扁平足／特発性側弯症／運動発達
遅滞／言語発達遅滞／発達障害／NICU 例／ダウン症候群

ⅩⅥ．栄養：低栄養例

ⅩⅦ．在宅・退院：退院に必要な評価（家屋評価など）

ⅩⅧ．その他：遷延性意識障害／抑うつが問題となった例／転換症
状例／透析例

診療前にサッと予習！
外せない評価項目とポイントがパッとわかる！

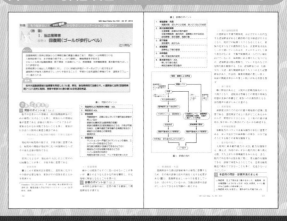

（株）全日本病院出版会

〒 113-0033　東京都文京区本郷 3-16-4
TEL：03-5689-5989　FAX：03-5689-8030

おもとめはお近くの書店または弊社ホームページ（www.zenniti.com）まで！

MB Med Reha **No.263**：**1-6**, 2021

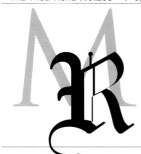

特集／障害児の移動能力を考える

障害児の移動能力評価

近藤和泉*

Abstract　移動能力の発達におけるスキルの獲得の順序は，子どもを囲む環境や養育方法などの影響を受ける．特に障害児では障害によって獲得が困難なスキルは，それをパスして発達が進む場合があったり，通常の子どもでは簡単に通過してしまうフェーズに時間がかかったり，そこで発達が停止してしまったりすることがしばしば起こる．移動能力の発達を0～6か月，6～12か月，12～24か月に分け，各時期の評価で注意するポイントを概説した．感覚過敏の評価および座位，四つ這いのスキルを獲得できるかは，その後の歩行能力を予測するうえで，非常に有用である．脳性麻痺児の場合は，移動および座位の能力を評価して，その重症度を判定するGMFCSを使い，その結果を利用して歩行補助具の使用および座位を取る能力を含んだ幅広いスキルの予後予測をすることができる．

Key words　移動能力(mobility ability)，発達(development)，感覚過敏(hyperesthesia)，歩行能力(walking ability)，予後予測(prognosis prediction)

はじめに

人間は，他の動物であれば生後すぐに発揮できるような基本的な能力をかなり長い時間をかけて獲得する．この中で背臥位からの寝返り，腹臥位での肘這い，腹部を床面から離して手と脚を使って移動する四つ這い，伝い歩き，最終的に手を離しての歩行などの移動能力が獲得される．運動発達におけるスキルの獲得は，最初から決まった順番で行われるわけではなく，子どもを囲む環境や養育方法などの影響を受ける．特に障害児では障害によって獲得が困難なスキルは，それをパスして発達が進む場合があったり，通常の子どもでは簡単に通過してしまうフェーズに時間がかかったり，そこで発達が停止してしまったりすることがしばしば起こる．ここでは，運動の発達段階と予後予測を加味した移動能力評価のポイントについて解説する．

各発達段階における評価

通常産児では出生時から月齢，早産児では出産予定日からの月齢(修正月齢)を目安に，移動能力の評価を行っていく．

1．（修正）月齢0～6か月

基本的にこの時期は移動能力の獲得は起こらない．多くの原始反射がこの時期に減衰していくが，特に緊張性迷路反射(tonic labyrinthine reflex；TLR)の減衰(**図1**)が十分に起こらないと，それ以降の移動能力獲得に大きな影響を及ぼす．TLRの残存により，腹臥位での体幹・頚部の伸展が十分ではない場合，肘這い，四つ這いでの移動が，また背臥位での体幹・頚部の屈曲が十分ではない場合は，寝返りなどによる移動が，この後の時期で制限されてしまう．

また月齢6か月で足底の感覚過敏(足底過敏)は，通常発達児でも残存していることが多く，腋

* Izumi KONDO，〒 474-8511　愛知県大府市森岡町7-430　国立長寿医療研究センター，副院長・健康長寿支援ロボットセンター，センター長・リハビリテーション科部，部長

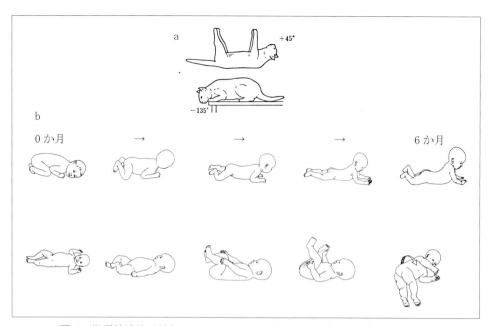

図 1. 緊張性迷路反射(tonic labyrinthine reflex：TLR)の消退と姿勢の発達
a：除脳猫における典型的な TLR：腹臥位では四肢・体幹の屈曲傾向を，背臥位では伸展
　傾向を引き起こす.
b：TLR と姿勢の発達：TLR により腹臥位では四肢・体幹の屈曲傾向を，背臥位では伸展
　傾向を引き起こすことがわかっている．発達とともに TLR は次第に消失していき，生後
　6か月では腹臥位において手での支持を行い，背臥位では寝返ることが可能となってくる.

窩懸垂で立位を取らせると，しばしば足底を床に設置することを嫌がったり，つま先だけ，あるいは踵だけをついて他の部分は床面につけないようにする．通常発達児の足底過敏は，床に足底をつける時間が増えるに従って急速に減衰していくが，障害児ではしばしば維持される．足底過敏が残存すると，立たせようとしても，力を抜いて座りこんでしまい，いわゆる失立状態(astasia)を示したり，足底が床に触れることを嫌って，座位や腹臥位でも不自然な姿勢を取ったりする.

2．(修正)月齢 6〜12 か月

月齢 6 か月までに TLR の減衰が十分に起こっていると，子どもは寝返り，さらには腹部を床につけたままの肘這い，その後，腹部を床面から離して手と脚を使って移動する四つ這いができるようになる．この際，感覚過敏が手掌に残っていると，手に荷重することが困難となり，肘這いから四つ這いへの移行が困難となる．足底過敏と同じく手掌の過敏は，腹臥位で手に体重をかけたり，手掌も触れる形でおもちゃを握って遊ぶことで，

通常発達児では減弱していくが，障害児の場合，スムーズでないことが多い．May-Benson らは，感覚過敏を含む感覚処理に問題があった児では，12 か月までに四つ這いしない児が通常の 2 倍の頻度になると報告している[1]．Bardell-Ribera は痙直型両麻痺児で，2 歳半までに四つ這いができれば，屋外歩行可能となることを示している(**表1**)[2].

移動との直接の関係はないが，座位が安定するのはこの時期である．予測的な評価のポイントとして，座位がこの時期に安定することは，脳性麻痺児で四肢麻痺ないし三肢麻痺であったお子さんでも歩行可能になることが Crothers と Paine によって示されており(**表2**)[3]，参考になる．Crothers と Paine は，さらに 3 歳までに座位が取れないと歩行が可能になる可能性は非常に低いことも示している．Scrutton らも同様に 8 か月で座れると，全例歩くとしている[4]．前出の Bardell-Ribera の報告でも，屋外歩行が可能となった集団は，少なくとも 2 歳までに腹臥位から座位が取れるようになったとしている(**表3**)[2]．**表4**にこの時期の運

表 1. 痙直型両麻痺児が四つ這いができるようになった年齢と歩行能力

最終的な移動能力	ケース	四つ這い できるようになった年齢
Nonambulatory［歩行不可］	5	全員不能
Exercise ambulator（Ⅰ）［訓練時歩行可］	14	全員不能
Household ambulators（Ⅱ）［屋内歩行可（Ⅱ）］	5	全員不能
Household ambulators（Ⅲ）［屋内歩行可（Ⅲ）］	8	3歳〜4歳
Community ambulator（Ⅳ）［屋外歩行可（Ⅳ）］	18	1歳半〜2歳半

Household ambulators（Ⅲ）は，歩行補助具および装具を使うかもしれないが屋内での
安定歩行が可能になる集団であり，3〜4歳で歩行で歩行が可能になったことを示してい
る．Community ambulator（Ⅳ）は屋外歩行が可能なグループ.

（文献 2 から引用改変）

表 2. Spastic tetraplegicsおよびspastic triplegiaの60名中，
介助なしでの歩行が可となった子どもの数

座位可能となった年齢	ケース数	歩行が可となった人数
1歳未満	15	15
1歳〜1歳半	10	9
1歳半〜2歳	5	3
2〜3歳	7	5
3〜4歳	3	0
4歳〜	6	0

1歳未満で座位が可能になると，全例が歩行可能で，3歳以降で
座位を取れても，歩行不能のままに終わる.

（文献 3 から引用改変）

表 3. 痙直型両麻痺児が腹臥位から座位が取れるようになった年齢と歩行能力

最終的な移動能力	ケース	腹臥位から座位が 取れるようになった年齢
Nonambulatory［歩行不可］	5	全員不能
Exercise ambulator（Ⅰ）［訓練時歩行可］	14	2歳半〜6歳
Household ambulators（Ⅱ）［屋内歩行可（Ⅱ）］	5	1歳〜2歳
Household ambulators（Ⅲ）［屋内歩行可（Ⅲ）］	8	1歳〜2歳半
Community ambulator（Ⅳ）［屋外歩行可（Ⅳ）］	18	〜2歳

Household ambulators（Ⅲ）は，歩行補助具および装具を使うかもしれないが屋内での安
定歩行が可能になる集団であり，1〜2歳半で歩行で歩行が可能になったことを示している.
Community ambulator（Ⅳ）は屋外歩行が可能なグループ.

（文献 2 から引用改変）

動発達のチェックポイントを示した．この時期の
運動発達は後の移動能力の発達に大きな影響を与
えるので，異常を検出した場合は，早期にリハビ
リテーションを開始する必要がある.

3．（修正）月齢 12〜24 か月

通常発達児は月齢 12 か月頃の自立歩行が可能
となる．歩行は移動するだけでなく，適切なとこ
ろで停止し，必要時にまた歩き出すという機能が
含まれる．痙直型の脳性麻痺児では，数歩の歩行
ができても，停止することができない場合があ
る．両脚を交互に出して移動できても，静止立位

が取れないために，停止するときに何かに掴まる
必要があれば，実用的な歩行ができているとは言
えない.

最近，話題になりつつある筋シナジーの研究に
おいて，Dominici ら[5]は下肢の筋の共同的な活動
パターン（筋シナジー）が新生児で発現する原始歩
行と，歩行能力獲得直後および成人の歩行を比較
すると，原始歩行における膝が曲がったままの着
地と遊脚期の共同運動に類似した足が過度に背屈
した2つのシナジーパターンに加えて，膝が伸び
た状態での立脚と遊脚期における足尖が下垂した

表 4. 運動発達チェックリスト

修正月齢6〜8か月が対象となる.

		姿勢・行動の観察点	チェックリスト	意味づけ→対応
背臥位	姿勢	残存している原始反射がないか(特に ATNR)	□ある □ない	残存している原始反射があれば,脳性の運動障害が存在する可能性が高い→すぐに訓練を開始したほうが良い.
	行動	おもちゃに手を伸ばすか	□伸ばす □伸ばさない	伸ばさなければ,手の過敏,環境探索能力の低下などの存在が考えられる.
		両手を使って遊ぶか	□遊ぶ □遊ばない	遊ばなければ,両手の協調性が未成熟あるいは手の過敏などの存在が考えられる.
		寝返りするか	□する □しない	修正月齢が6か月だと,まだ寝返りしない場合がある.修正月齢8か月に近づいて寝返りしなければ異常.
腹臥位	姿勢	腹臥位での腕の支持	□しない □前腕で支持 □手で支持	しない場合は,手の過敏の存在および上部体幹の伸展がまだ未成熟であることを意味する.
		頭部の挙上	□しない □回旋を伴う □直立に近い	しない場合,または回旋を伴う場合は頚部後面の筋の緊張または筋力の低下,上部体幹の伸展がまだ未成熟.
	行動	蹴り動作	□しない □する	腹臥位で蹴り動作ができる場合は,TLRの影響下を脱し,体幹と下肢の分離運動が可能であるということを意味する.
		移動	□しない □肘這い □四つ這い	6か月では,まだ移動できないことが多い.8か月でも四つ這いできない場合がある(1歳までに下肢の交互性の動きを伴った四つ這いができなければ異常).
座位	姿勢	手の支持が必要か	□必要 □不要	手での支持が必要であれば,まだ座位バランスが未成熟な証拠となる.
		背部(体幹を伸展しているか)	□円背 □伸展	円背がある場合は,座位バランスが未成熟または頚部から上部体幹の筋緊張または筋力低下がある.
		下肢の肢位	□屈曲・外旋 □伸展	屈曲・外旋している(ring sitting)場合は,まだ座位バランスが不十分.
	行動	両手を床から離して遊ぶ	□する □しない	両手を支持・バランス保持に使わないで遊べれば座位バランスが良好であることを意味する.
腋窩懸垂	姿勢	(足を床から離して)下肢の肢位	□固定的に伸展 □時々,屈曲	固定的に伸展している場合は,下肢に痙性麻痺がある可能性が高い→早期に訓練を開始.
	行動	(足を床につけて)支持反応	□支持しない □足の一部のみ □全足底で支持	支持しない場合は,足底の過敏がある.健常児でも一時期この反応を示すが,すぐに消失する.長期間支持しない,あるいは支持しても足の一部のみ(踵をあげてしまう,足の外側部をつけないなど)の場合は,強い過敏の存在が疑われる.

ATNR:非対称性緊張性頚反射,TLR:緊張性迷路反射

2つのパターンが加わって,歩行がより成熟したものになることが示されている(**図2**).これは,下肢を交互に動かすだけでは自立歩行は成立せず,原始的な共同運動パターンの抑制と,膝が伸びた肢位での安定した立位が可能にならないと,実用的なものにはならないことの1つの証左ではないかと考えられる.

May-Bensonらは,感覚過敏を含む感覚処理に問題があった児と自閉症スペクトラム(ASD)で感覚処理の問題を合併した児の発達を分析し,生後18か月で歩行していなかった割合が,感覚処理に問題があった児で6.1%,ASD児で7.7%であったとしている.感覚過敏を含む感覚処理の問題は他の発達障害,特にAD/HD(注意欠陥・多動症)でも存在するとされており,18か月を過ぎても歩かない児では,発達障害の存在を念頭に置いておく必要がある.

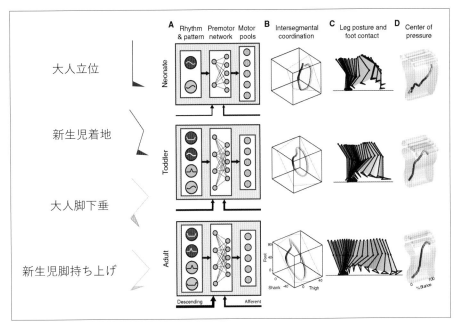

図 2.
歩行における4つの筋シナジー原始歩行に新たな筋シナジーが加わり，成人の歩行
パターンに向かって成熟が進む.

（文献5から引用）

移動能力障害の重症度の評価：Gross Motor Function Classification System（GMFCS）

GMFCS は子どもの座位を取る能力および移動能力を中心とした粗大運動能力を基にして，6歳以降の年齢で最終的に到達する，レベルⅠ：制限なしに歩く，レベルⅡ：歩行補助具なしに歩く，レベルⅢ：歩行補助具を使って歩く，レベルⅣ：自力移動が制限，レベルⅤ：電動車椅子や環境制御装置を使っても自動移動が非常に制限されているという5段階の機能レベルに分け，各レベルに最終的に到達する脳性麻痺児がどのように発達してくるかを，それ以前の年齢毎に想定して，重症度を分類している[6].運動能力が年齢によって変わっていくことを考慮に入れて，それぞれのレベルに対して，2歳まで，2～4歳，4～6歳および6～12歳の年齢に分けて説明を行っている.内容をこのように構成することによって，基本的には年代が上がって粗大運動の発達が起こっても，あてはまるレベルが大きくは変化しない性質を持たせている.

GMFCS はカナダで考案され，現在は北米のみならず，国際的にも広く普及している.日本へは2000年に紹介され，国内の施設でも広く使われている.GMFCS の出現により，これまで恣意的に決められてきた軽症，中等症および重症などの運動障害の特徴が統一され，また専門職間での重症度への認識の差もなくなったといえる.2008年に新たに12～18歳までの年齢帯が付け加えられ，さらにICFの参加にかかわる概念を取り入れて部分的に改変された GMFCS Extended & Revised が考案されている[7].

GMFCS によって予後予測も可能であり，考案当初より Palisano らは，もしこのシステムに予測的な妥当性があれば，早い時期に分類を行うことによって，最終的な子どもの運動能力を予測することが可能となるだろうと推測していた.最終的に縦断的なデータによるものが Rosenbaum ら[8]によって2002年に予測的妥当性が検証されている.発達の各フェーズでの評価では，歩行能力を中心としたごく限られたスキルのみの予測になってしまうが，GMFCS では歩行補助具の使用および座位を取る能力を含んだ幅広いスキルの予測が可能となる.

まとめ

　（修正）月齢をもとに，各フェーズでの移動能力と感覚過敏を含む感覚処理の障害を評価して，ある程度の発達の見込みを立てて，保護者に説明するとともに，リハビリテーションを組み立てていく必要がある．脳性麻痺児の場合は，移動および座位の能力を評価して，その重症度を判定するGMFCS を使い，その結果を利用して予後予測をすることができる．

文　献

1）May-Benson TA, et al：Incidence of pre-, peri-, and post-natal birth and developmental problems of children with sensory processing disorder and children with autism spectrum disorder. *Front Integr Neurosci*, **3**：31, 2009. doi：10.3389/neuro.07.031.2009.eCollection2009.

2）Bardell-Ribera A：Cerebral palsy：postural-locomotor prognosis in spastic diplegia. *Arch Phys Med Rehabil*, **66**：614-619, 1985.

3）Crothers R, Paine RS：The natural history of cerebral palsy. Harvard University Press, 1959.

4）Scrutton D, Rosenbaum PL：The Locomotor Development in Children with Cerebral Palsy. In：Connolly KJ, Forssberg H, editors, The neurophysiology and neuropsychology of motor development. Clinics in Developmental Medicine No. 143 Mac Keith Press, 101-123, 1997.

5）Dominici N, et al：Locomotor primitives in newborn babies and their development. *Science*, **334**：997-999, 2011. doi：10.1126/science.1210617.

6）Palisano R, et al：Development and reliability of a system to classify gross motor function in children with cerebral palsy. *Dev Med Child Neurol*, **39**：214-223, 1997.

7）Palisano R, et al：Content validity of the expanded and revised Gross Motor Function Classification System. *Dev Med Child Neurol*, **50**：744-750, 2008.

8）Rosenbaum P, et al：Prognosis for gross motor function in cerebral palsy, creation of motor development curves. *JAMA*, **288**：1357-1363, 2002.

MB Med Reha **No.263** : **7-13**, 2021

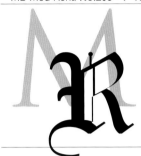

特集／障害児の移動能力を考える

脳性麻痺と脳原性障害による障害児の移動能力
—評価と治療—

金城 健*

Abstract　脳性麻痺は個々の症例ごとに多様性に富み，麻痺の程度や痙縮筋の広がり，随意性，家族環境など様々な要因を考慮して，症例ごとに治療戦略を計画して，長期的な視点で包括的に治療にあたる必要がある．そのため，小児科医やリハビリテーション科医，理学療法士などのリハビリテーションスタッフとの連携は必須で，多職種連携が重要である．痙縮が運動発達やリハビリテーションの阻害因子となっている場合に，痙縮治療を考慮し，GMFCS レベルに基づいた最終ゴールをイメージして治療戦略を立てることで，長期的な QOL の改善に役立つ．痙縮治療を行う場合は術前に患児の運動の障害となっている痙縮筋(target muscle)を評価確定して，痙縮を落としすぎないように治療する必要がある．

Key words　脳性麻痺(cerebral palsy；CP)，痙縮(spasticity)，選択的後根切断術(selective dorsal rhizotomy)多職種連携(multidisciplinary team, multidisciplinary approach)

はじめに

脳性麻痺(cerebral palsy；CP)は出生前・出産時・出生後の様々な原因により何らかの脳の傷害で起きる運動機能障害で，病態は運動麻痺と筋緊張異常が併存しており，特に筋緊張の異常は痙縮・ジストニア・アテトーゼに加えてこれらが混在した状態も認める．また，てんかんや精神発達遅滞を合併することが少なくない．症例毎に多様な病態を呈する運動麻痺と筋緊張の異常な亢進は随意運動の低下や筋短縮の要因となり，姿勢保持や協調運動，バランスなどの移動能力に影響する．さらに成長とともに二次障害として関節拘縮が起こり股関節脱臼や麻痺性側弯に至ることも少なくないため，移動能力の低下の要因となる．そのため成人まで継続して経過観察する必要性があり，筋短縮や関節拘縮を予防するアプローチは重要である．現在の医療レベルでは運動麻痺の治療方法は存在しないが，近年では異常な筋緊張亢進を軽減できる様々な治療法が選択できるようになってきた．特に痙縮治療に関してはボツリヌス(botulinum neurotoxin；BoNT)療法，選択的後根切断術(selective dorsal rhizotomy；SDR)，バクロフェン持続髄注法(intrathecal baclofen therapy；以下，ITB 療法)がある．当院では 2006 年より小児整形外科医とリハビリテーション科医が 1 つのチームを形成し SDR，BoNT，ITB 療法を手分けしてすべての治療を同一チーム内で施行している．CP は原因が様々なので，麻痺のレベルや四肢体幹の筋緊張亢進・低下など様々な様相を呈し，症例毎に治療戦略を計画して，長期的な視点で包括的に治療にあたる必要がある．そのため，小児科医やリハビリテーション科医，理学療法士などのリハビリテーションスタッフとの連携は必須で，多職種連携が重要である[1]．

* Takeshi KINJO, 〒 901-1193 沖縄県島尻郡南風原町字新川 118-1　沖縄県立南部医療センター・こども医療センター小児整形外科，部長

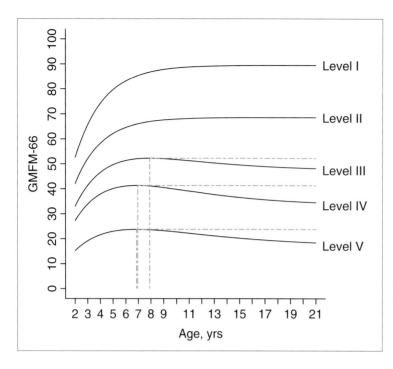

図 1.
GMFCS 各レベル毎の運動能力の
自然経過
（文献 2 より）

チームアプローチの必要性[1]

- 痙縮治療の必要性の評価
- 症例のゴールと治療目標の設定・共有→治療目的を明確にする
- 異常筋緊張の鑑別
- 脳性麻痺患者の真の筋力・随意性を評価することの困難さ
- 治療と連携・継続した切れ目のないリハビリテーション

小児 CP 痙縮治療の必要性[1]

　すべての症例で痙縮治療を行う必要性はなく，痙縮が運動発達やリハビリテーションの阻害因子となっている場合に痙縮治療を考慮する．例えば麻痺による弱い筋力を痙縮で補い歩行している症例においては痙縮治療は慎重になる必要がある．痙縮を管理するうえで小児と成人との最大の違いは，小児においては成長を考慮する必要があることである．小児 CP では骨と筋肉の成長速度の違いを考慮する必要がある．痙縮は骨の成長よりも筋肉の成長に大きく影響する．つまり，痙縮は筋短縮の要因となる．痙縮を軽減することで骨と筋肉の成長を整える意味でも，痙縮治療は筋短縮が

起きる前に考慮する必要がある．CP の運動発達の自然経過報告では粗大運動機能能力分類システム（Gross Motor Function Classification System；GMFCS）レベル I 〜 V のいずれのレベルでも 7〜10 歳頃にピークを迎え，特に GMFCS レベル III 〜 V では成長とともに筋短縮と関節拘縮が起きて股関節脱臼や麻痺性側弯を合併し運動機能は徐々に低下する（図 1）．そのためリハビリテーションで随意的な分離運動の促通と神経筋の再教育を行うためには筋短縮・関節拘縮が起きる前にできるだけ早期に痙縮治療を行う必要がある．つまり痙縮治療は，各々の治療を行うことができる適切な時期に行う必要がある．そこで当院では様々な痙縮治療を最適な時期に行うことができるよう，1985 年より県内の療育施設と連携して月 1 回定期的に『多職種・多施設合同カンファレンス』を開催し，各症例の痙縮治療と整形外科的治療の適応を検討している．

治療目標の設定・共有の重要性[1]

　治療目標は移動能力（GMFCS や麻痺の程度）や家族のニーズ，家庭環境，時には居住地区（島嶼在住や遠隔地在住）などを考慮して，各症例毎に患児にかかわる関係者（医師・看護師・コメディカ

ル・介助者など)を交えて議論してゴール設定する必要がある．長期的なゴールを患者にかかわるすべての職種で共有することで治療目的が明確になり，治療後も一貫したリハビリテーションを継続して行うことができる．

【具体例】

①GMFCS レベルⅣ・Ⅴであっても，島嶼などの遠隔地に居住する場合は，ITB 療法の継続が困難なため痙縮治療に SDR を選択する場合がある．

②ITB 療法は，まだ全国的に標準的な治療ではない現状があるため，将来的に両親の転勤などが考慮される場合は，転居先での ITB 療法の継続が困難である場合があるため，痙縮治療に SDR を選択する場合がある．

GMFCS レベル毎の評価ポイントと主な治療目標と治療法選択肢

1．GMFCS レベルⅠ・Ⅱ

独歩可能で，主に尖足やハムストリングの痙縮に伴う knee in 歩行(うちわ歩行)を呈する症例が多く，歩行不安定の要因となるため，まず立位のアライメントと歩容を評価する．続いて歩行でクラウチング・knee in 歩行，尖足を確認して，床からの立ち上がりやスクワットが可能か？　上肢支持を利用しているかどうかで抗重力筋力を評価する．関節可動域(図2)や modified Ashworth Scale(図3)などで筋短縮を合併しているか，痙縮が足部に限局しているのか股関節周囲まで広がっているかなどもあわせて評価する．

治療目標は痙縮軽減により足底接地が容易となり，knee in 歩行が改善して歩容が安定することや，階段昇降の自立・安定などを目標とすることが多い．

痙縮が股関節周囲まで及ぶ症例では，SDR の良い適応である．痙縮が足部に限局する症例では BoNT 療法や軟部組織解離術だけで対応することもあるが，基本的には SDR を行うことを考慮して議論・検討する．

2．GMFCS レベルⅢ

自力で床からのつかまり立ちが可能な症例で，下腿三頭筋の痙縮による尖足とハムストリングによるクラウチング・knee in 歩行，股関節周囲の痙縮による下肢交差のため歩容が安定しない状態を呈する．GMFCS レベルⅠ・Ⅱと同様に治療前に立位のアライメントと歩容を確認して，膝立ち・歩行で股関節周囲の姿勢や下肢アライメント・尖足を確認し，床からの立ち上がりやスクワットが可能か？　上肢支持を利用しているかどうかで抗重力筋力を評価する．関節可動域(図2)や modified Ashworth Scale(図3)などで筋短縮を合併しているか，痙縮が足部に限局しているのか股関節周囲まで広がっているかなどもあわせて評価する．

治療目標は下腿三頭筋の痙縮軽減による足底接地，ハムストリングと股関節周囲筋の痙縮軽減による knee in 歩行・ハサミ足の改善である．介助歩行や歩行器歩行(杖歩行)の安定化，端座位の安定化などを治療目的とすることが多い．基本的には SDR が第一選択肢である．ただし，GMFCS レベルⅢでは中等度の麻痺で立位歩行に必要な抗重力筋が不十分であるため，不十分な抗重力筋を痙縮で補っているため，痙縮軽減治療を行うことで立位歩行機能が低下することがある．そのため症例によっては痙縮治療を行わないことも考慮し，痙縮治療を行う場合は術前に患児の運動の障害となっている痙縮筋(target muscle)を確定し，痙縮を落としすぎないように治療する必要がある．

3．GMFCS レベルⅣ

基本的に自力歩行は見込めないが，寝返りや床上移動は可能な症例が多い．下腿三頭筋の痙縮で尖足，ハムストリングや股関節周囲の痙縮で下肢交差の状態を呈する．また，ジストニアやアテトーゼを合併する混合型や体幹反り返り緊張を呈する症例がある．

痙縮治療で下腿三頭筋の痙縮が軽減し足底接地できるようになり，また股関節周囲とハムストリングの痙縮の軽減により下肢交差が改善し，股関

ROM-T
LOWER EXTREMITY

氏 名＿＿＿＿＿＿＿ 様

DATE			Rt	Lt	Rt	Lt	Rt	Lt
HIP		Flexion						
		SLR						
		Thomas Test						
		Extension						
		Popliteal Angle						
		Popliteal Angle (shift)						
		Combined Abd. (Hips flex)						
		Combined Abd. (Hips ext)						
		Abduction (Hips & Knee ext)						
		Abduction (Hips ext/Knee flex)						
		Adduction						
		Internal Rotation (Hips flex)						
		Internal Rotation (Hips ext)						
		External Rotation (Hips flex)						
		External Rotation (Hips ext)						
KNEE		Flexion						
		Extension						
ANKLE		Dorsiflex(Knee Flex/fast stretch)						
		Dorsiflex(Knee Flex/max range)						
		Dorsiflex(Knee ext/fast stretch)						
		Dorsiflex(Knee ext/max range)						
		Plantarflexion						
		Inversion						
		Eversion						
その他		Ely Test(+:90° 以上/2+:90° 未満)						
		Ober Test						
		Thigh Foot Angle						
		臨床的頸部前捻角						
		足部変形(1.尖足 2.踵足 3.内反 4.外反 5.偏平 6.凹足 7.外反母趾 8. なし)						

図 2. 関節可動域評価表：ROM-T LOWER EXTREMITY

節開排が容易となる．ITB療法では体幹反り返り緊張を軽減することができる．

　歩行機能の改善を治療目的とするのではなく，座位の安定や床上移動のスムーズさ，会陰部ケアや更衣のしやすさなども治療目標となり得る．ま

た痙縮治療により足底接地できることで安定して一時的な介助立位が可能となることは，成長に伴い体が大きくなったときの移動介助の際の介助者負担軽減には重要なキモである．

　ジストニアやアテトーゼを合併する混合型や体

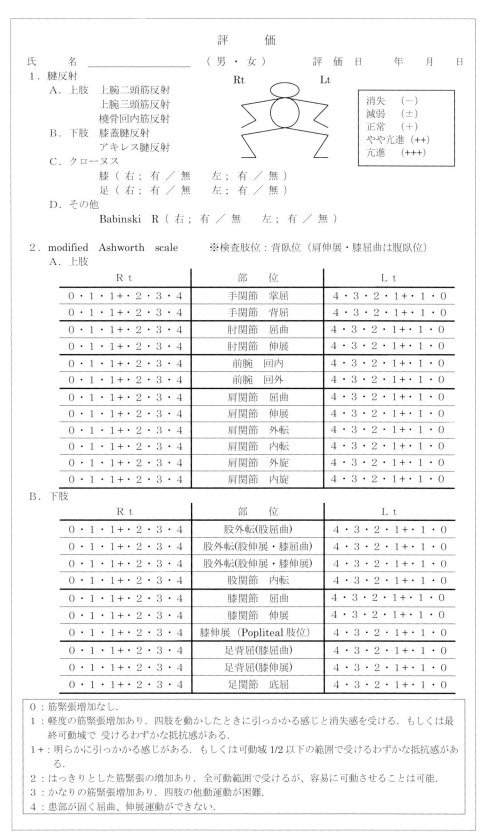

評　価

氏　　名 ＿＿＿＿＿＿＿＿＿＿　（男・女）　評価日　　年　　月　　日

1．腱反射
　　A．上肢　上腕二頭筋反射
　　　　　　　上腕三頭筋反射
　　　　　　　橈骨回内筋反射
　　B．下肢　膝蓋腱反射
　　　　　　　アキレス腱反射
　　C．クローヌス
　　　　　　膝（右；有／無　　左；有／無）
　　　　　　足（右；有／無　　左；有／無）
　　D．その他
　　　　　　Babinski　R（右；有／無　　左；有／無）

消失	（－）
減弱	（±）
正常	（＋）
やや亢進	（＋＋）
亢進	（＋＋＋）

2．modified　Ashworth　scale　　※検査肢位：背臥位（肩伸展・膝屈曲は腹臥位）
　　A．上肢

Ｒ t	部　　位	L t
0・1・1+・2・3・4	手関節　掌屈	4・3・2・1+・1・0
0・1・1+・2・3・4	手関節　背屈	4・3・2・1+・1・0
0・1・1+・2・3・4	肘関節　屈曲	4・3・2・1+・1・0
0・1・1+・2・3・4	肘関節　伸展	4・3・2・1+・1・0
0・1・1+・2・3・4	前腕　回内	4・3・2・1+・1・0
0・1・1+・2・3・4	前腕　回外	4・3・2・1+・1・0
0・1・1+・2・3・4	肩関節　屈曲	4・3・2・1+・1・0
0・1・1+・2・3・4	肩関節　伸展	4・3・2・1+・1・0
0・1・1+・2・3・4	肩関節　外転	4・3・2・1+・1・0
0・1・1+・2・3・4	肩関節　内転	4・3・2・1+・1・0
0・1・1+・2・3・4	肩関節　外旋	4・3・2・1+・1・0
0・1・1+・2・3・4	肩関節　内旋	4・3・2・1+・1・0

B．下肢

Ｒ t	部　　位	L t
0・1・1+・2・3・4	股外転(股屈曲)	4・3・2・1+・1・0
0・1・1+・2・3・4	股外転(股伸展・膝屈曲)	4・3・2・1+・1・0
0・1・1+・2・3・4	股外転(股伸展・膝伸展)	4・3・2・1+・1・0
0・1・1+・2・3・4	股関節　内転	4・3・2・1+・1・0
0・1・1+・2・3・4	膝関節　屈曲	4・3・2・1+・1・0
0・1・1+・2・3・4	膝関節　伸展	4・3・2・1+・1・0
0・1・1+・2・3・4	膝伸展（Popliteal肢位）	4・3・2・1+・1・0
0・1・1+・2・3・4	足背屈(膝屈曲)	4・3・2・1+・1・0
0・1・1+・2・3・4	足背屈(膝伸展)	4・3・2・1+・1・0
0・1・1+・2・3・4	足関節　底屈	4・3・2・1+・1・0

0：筋緊張増加なし.
1：軽度の筋緊張増加あり. 四肢を動かしたときに引っかかる感じと消失感を受ける. もしくは最
　　終可動域で 受けるわずかな抵抗感がある.
1＋：明らかに引っかかる感じがある. もしくは可動域 1/2 以下の範囲で受けるわずかな抵抗感があ
　　る.
2：はっきりとした筋緊張の増加あり. 全可動範囲で受けるが、容易に可動させることは可能.
3：かなりの筋緊張増加あり. 四肢の他動運動が困難.
4：患部が固く屈曲、伸展運動ができない.

図 3. 深部腱反射・modified Ashworth scale 評価票

表 1. 当院における小児痙縮治療指針

	SDR	ITB 療法	BoNT 療法
原 因	痙直型両麻痺	脳性麻痺その他の脳原性疾患	痙縮をきたす疾患
ジストニアへの適応	－	＋	＋
広がり	両下肢体幹に効果弱	四肢体幹	局所
GMFCS	Ⅰ～Ⅲ	Ⅳ～Ⅴ	Ⅰ～Ⅴ
年 齢	3～7歳	ポンプ埋め込み可能な体格	2歳から

幹反り返り緊張を呈する症例では，ITB 療法が第一選択となる．GMFCS レベルⅣであっても，純粋な痙縮で体幹反り返り緊張を認めない症例では SDR の適応となり，家族のニーズや家庭環境によって治療法を選択する．

4．GMFCS レベルⅤ

四肢と体幹の痙縮と重度の麻痺で電動車椅子や環境制御装置を使っても自立移動が非常に制限されている．寝返りや床上移動できない状態を呈する．特に体幹反り返りがある症例では，仰臥位を保つことも困難で，車椅子座位も安定せず，抱っこも容易ではない．そのため体幹の痙縮を軽減することで座位が安定化し，四肢の痙縮が軽減することで会陰部ケアや更衣が容易となり，介助者の負担軽減になり QOL の改善が治療目標となる．

GMFCS レベルⅤでは基本的に ITB 療法が第一選択肢になる．特にジストニアやアテトーゼを合併する混合型四肢麻痺や体幹反り返り緊張を認める症例では，ITB 療法が最も良い適応になる．GMFCS レベルⅤであっても，純粋な痙性四肢麻痺で体幹反り返り緊張が目立たない症例では，家族のニーズによっては SDR が選択肢となり得る．

GMFCS は現状を分類するものであり予後を予測するものではないが，GMFCS レベルに基づいた最終ゴールをイメージして治療戦略を立てることで，長期的な QOL の改善に役立つ．

SDR の概要

SDR は痙性対麻痺・両麻痺などの下肢中心の痙縮を軽減することで下肢機能を改善することを目的に行われる手術で，術中誘発筋電図で異常な神経を選択し，感覚神経である後根の一部を切離，つまり脊髄反射弓の求心路を遮断することで痙縮の緩和を得ることができる（手術の詳細については文献[1]3)を参照）．

SDR では股関節を含む下肢中心に及ぶ痙縮を軽減することができるため，当院の小児痙縮治療指針では，両下肢中心の痙縮を呈する痙直型両麻痺の GMFCS レベルⅠ～Ⅲが良い適応と考えている（表1）．特に純粋な痙縮（痙縮を呈する病態）で随意性が良好であり，十分な抗重力筋力があり，筋短縮・関節拘縮がなく，良好な心理社会的状態にある3～7歳頃の患児がより良い適応としている．SDR では体幹の反り返り緊張や上肢の痙縮に対して直接的な軽減作用はないため，GMFCS レベルⅤで体幹反り返り緊張を認める症例では，SDR よりも ITB 療法を選択することが多い．しかし，GMFCS レベルⅣ・Ⅴであっても，体幹反り返り緊張がなく，治療目標・目的と家族の希望によっては SDR を選択することがある．GMFCS レベルⅣ・Ⅴで SDR を行う治療目的は床上移動能力の改善，座位の安定，会陰部ケア・更衣など介護負担の軽減がある3)．

SDR で良好な術後成績を得るには，正しい患者選択・術前評価が重要となり，適切な筋緊張軽減効果を得るために適切な切断後根選択で後根切断量を最小限に行う必要がある．SDR は 1990 年台後半に日本で行われるようになったが，当初は批判的な意見が多かった．批判的であった理由は，筋緊張を軽減しすぎたためにむしろ術後に運動機能が低下した症例が出たためだった．SDR は痙縮を軽減する目的で行われる外科的治療であるた

め，外科医は十分に痙縮軽減を得ようと切断量が多くなる傾向にあると推察される．後根切断量が多い場合，筋緊張が落ちすぎた状態となり，リハビリテーションスタッフが対処困難になる．それを避けるために，我々は後根切断を最小限にして多少の筋緊張は残すように工夫している．多少の筋緊張が残存しているほうが装具，BoNT療法などを組み合わせてリハビリテーション介入し，術後の運動機能改善をはかることができる．当院における後根切断率は，GMFCSレベルⅠ：10％，レベルⅡ：15％，レベルⅢ：20％，レベルⅣ：25％，レベルⅤ：30％をおおよその目安にしている[1]．

SDRの新たな試み

これまでSDRの痙性片麻痺への適応の報告は少なかったが，近年では散見されるようになっている[4][5]．多職種カンファレンスでもリハビリテーションスタッフから痙性片麻痺へのSDR適応の要望があり，数例の痙性両麻痺症例でSDRを行う試みを始めている．主にGMFCSレベルⅠ・Ⅱの痙直型片麻痺で，前脛骨筋の随意性が比較的良好な症例ではSDR術後の前脛骨筋の促通を得やすく，家族満足度も高い印象がある．

文　献

1) 粟國敦男，金城　健：脳性麻痺　運動器治療マニュアル．メジカルビュー社，2020.
   Summary 長期的視点で継続的かつ包括的な治療を行うために必要な脳性麻痺の基礎知識から内科治療・外科治療，リハビリテーション，装具治療まで，臨床で使える実践的な内容．

2) Hanna SE, et al：Stability and decline in gross motor function among children and youth with cerebral palsy aged 2 to 21 years. *Dev Med Child Neurol*, **51**：295-302, 2009.
   Summary 小児脳性麻痺でGMFCS毎に加齢に伴い運動機能低下を提示している．

3) 粟國敦男，金城　健，上原敏則ほか：脳性麻痺児の痙縮に対する選択的後根切断術．別冊整形外科，**64**：218-222，2013.
   Summary SDRの手術方法や結果を報告している．

4) Oki A, et al：Selective dorsal rhizotomy in children with spastic hemiparesis. *J Neurosurg Pediatr*, **6**：353-358, 2010.

5) Park TS, et al：Selective Dorsal Rhizotomy for the Treatment of Spastic Hemiplegic Cerebral Palsy. *Cureus*, **12**(8)：2020. e9605. DOI 10.7759/cureus.9605

MB Med Reha **No.263**：**14-21**, 2021

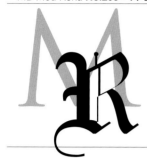

特集／障害児の移動能力を考える

脳性麻痺と重症心身障害による障害児の移動能力
—リハビリテーションのポイント—

藪中良彦*

Abstract　脳性麻痺児の移動能力に対するリハビリテーションでは，GMFCS（粗大運動能力分類システム）レベル別の一般的目標を念頭に置きながら，F-words の枠組みで子どもと家族の生活と想いを把握し，「移動して何をしたいのか」を明らかにして個別目標を立てる必要がある．そのときに目標はできるだけ SMART 方式で立案し，COPM（カナダ作業遂行測定）と GAS（ゴール達成スケーリング）を使って子どもと家族と協業して個別の段階的な目標を立てることが重要である．介入においては，詳細な動作分析に基づいた介入を行うとともに，筋力増強，トレッドミルトレーニング，ゲームを使用したトレーニングを検討する．また，重症心身障害児においては，可能であれば移乗動作に協力できる能力の獲得/維持を目標とするとともに，電動移動装置を用いて早期から移動体験を保障することが重要である．加えて，重度の認知障害のある子どもたちには，電動車椅子や電動乗物を用いてスイッチ操作やコミュニケーションの向上をはかるアプローチを行っていくことも有効である．

Key words　脳性麻痺(cerebral palsy)，重症心身障害(profound intellectual and multiple disabilities)，移動能力(functional mobility)，リハビリテーション(rehabilitation)

脳性麻痺児の移動能力

1．脳性麻痺児の粗大運動

粗大運動能力分類システム(Gross Motor Function Classification System；GMFCS)[1)2)]（本誌『障害児の移動能力評価』を参照）は，寝返り・座る・立つ・歩く・走るなどの基本的な全身運動の能力と必要な援助量と使用する器具類の違いによって脳性麻痺児の粗大運動障害の重症度を I〜V の 5 つのレベルに分類する．それぞれのレベルの一般的な見出し(12〜18 歳における移動能力)は**表1**の通りである．

2．脳性麻痺児の移動能力の一般的目標

図1は，GMFCS レベル別の移動能力の一般的目標を示したものである．歩行だけでなく，床上

表 1．各 GMFCS レベルの一般的な見出し

レベル I	制限なしに歩く
レベル II	制限を伴って歩く
レベル III	手に持つ移動器具（杖や歩行器）を使用して歩く
レベル IV	制限を伴って自力移動 ；電動の移動手段を使用しても良い
レベル V	手動車椅子で移送される

移動/姿勢変換や移乗能力の向上/維持が重要である．特に GMFCS レベル IV や V の重症児においては介助されて三角座りから立ち上がり，介助立位を保持し，後方から体幹を支えられて短い距離でも介助歩行できることが重要である．**図2**は，三角座りからの立ち上がり介助を示している．腋窩

* Yoshihiko YABUNAKA，〒 530-0043 大阪府大阪市北区天満 1-9-27　大阪保健医療大学保健医療学部リハビリテーション学科理学療法学専攻，教授

歩　行						
GMFCSレベル	独歩	杖歩行	歩行器歩行	サドルなどの体重支持機能付き歩行器	手介助歩行	後方から体幹を支えて介助歩行
I	○					
II	○	○				
III		○	○		○	
IV			○	○	○	○
V				△		△

○：目標
△：目標となることがある

車椅子移動		床上移動/姿勢変換				
GMFCSレベル	自走車椅子	電動車椅子	四つ這い	バニーホッピング	ずり這い	寝返り	起き上がり
I							
II	○						
III	○	○	○	○			
IV	○	○		○	○	○	△
V		△					

移　乗						
GMFCSレベル	車椅子のフットレストを上げる	車椅子から手摺りなどを持って立ち上がり	手摺りを持って側方ステップ	椅子⇔車椅子/歩行器	床⇔車椅子/歩行器	介助されて三角座りから立ち上がり	介助立位保持
I							
II							
III	○	○	○	○	○		
IV	△	△	△	△	△	○	○
V						△	△

図 1. GMFCS レベル別の移動能力の一般的目標

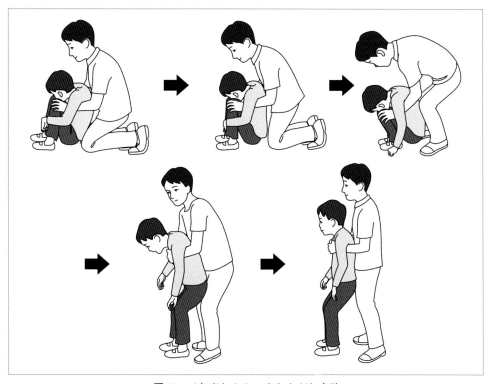

図 2. 三角座りからの立ち上がり介助

表 2. SMART 方式の目標設定

S	Specific：具体的で
M	Measurable：測定可能で
A	Achievable：達成可能で
R	Realistic/relevant：現実的で妥当で
T	Timed：いつまでに達成するかのスケジュールがある

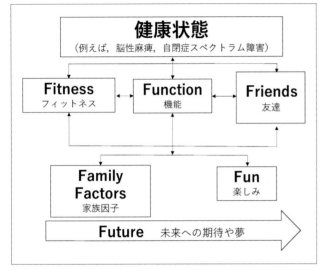

図 3. F-words

を通して介助者の手を両膝に置き，体を前方に倒して殿部を床から離し足部に体重をかけ，患児が下肢を伸展するタイミングに合わせて体幹の上方移動を介助している．

3．脳性麻痺児の個別目標設定[3)4)]

移動能力の一般的な目標を念頭に置きながら，子どもと家族の生活や想いを包括的に把握し，「移動して何がしたいのか」を明らかにして，各子どもに合わせた個別の明確で有用な段階的な目標を本人および家族と協業して具体的に立てる必要がある．

1）SMART 方式

明確で有用な目標設定をするためには，SMART 方式[5)]で目標を設定する必要がある（表 2）．

2）F-words

子どもと家族の生活と想いを包括的に把握するためには，F-words[6)]の枠組みで考えることが有効である．F-words は，国際生活機能分類（ICF）の枠組みに，小児期の障害で重要視されなければ

ならない Function（機能），Family Factors（家族因子），Fitness（フィットネス），Fun（楽しみ），Friends（友達），Future（未来）を当てはめて作られている（図 3）．6 つの F で始まる言葉の説明は以下の通りである．

- **Function（機能）**：障害のある子どもは正常とは違うやり方で行うかもしれないが，やり方は重要ではない．どんなやり方でも，子どもがトライすることを援助することが重要である．

- **Family Factors（家族因子）**：家族は子どもにとって最善のことを知っており，家族が子どもにとって最善なことを行っていると信じ，家族の声に耳を傾け，家族を尊重することが必要である．

- **Fitness（フィットネス）**：すべての人は，身体的に活動的であり健康である必要がある．障害のある子どもたちも活動的であり続けられるように援助することが必要である．

- **Fun（楽しみ）**：子どもは楽しみ遊ぶことによって学び成長する．障害のある子どもたちが，最も楽しいと感じる活動ができるように援助する．

- **Friends（友達）**：障害のある子どもたちが，同世代の友達を作る機会を提供する援助を行う．

- **Future（未来）**：子どもはいずれ大人になる．子どもと家族の将来に対する期待と夢を把握し，障害のある子どもが将来的に地域で自立して自分らしく生活できる方法を見つけることができるように援助する．

F-words の枠組みで子どもと家族の生活，関心事，希望を包括的に把握し，「どの場面でどのように移動して何がしたいのか」を明確化することで，リハビリテーションに対する子どもと家族のモチベーションを高め，協業していくことが可能になる．

3）COPM（カナダ作業遂行測定）

子どもと家族と協業して目標設定を行うときに有用なのが，カナダ作業遂行測定（Canadian Occupational Performance Measure；COPM）[3)7)8)]である．COPM は，第 1 段階として作業遂行上の問題

表 3. COPM の結果の例

	重要度	開始時		3 か月後	
		遂行度	満足度	遂行度	満足度
玄関からリビングまで安定して 伝い歩きで移動できるようになる.	7	4	3	10	10

（文献 4 より一部引用）

表 4. GAS を用いた目標達成ガイドの例

目　標	玄関からリビングまで安定して伝い歩きで移動できるようになる.
最も高いレベルの結果（＋2）	玄関からリビングの入口の扉を開けてソファーまで伝い歩きできる.
少し高いレベルの結果（＋1）	リビングの入口の扉をつかまり立ちで開けることができる.
期待される結果（0）3 か月後の目標	玄関からリビングの入口の扉まで安定して伝い歩きできる.
少し低いレベルの結果（－1）現状	玄関からリビングの入口の扉まで伝い歩きで移動できるが不安定である.
最も低いレベルの結果（－2）	玄関からリビングの入口までの伝い歩きで転倒が生じる.

＊青枠は介入開始時のレベルを示し，赤枠は介入 3 か月後の達成レベルを示す.

（文献 4 より一部引用）

を特定し，第 2 段階として各問題の重要度を決定し，第 3 段階として問題を 5 つ以内に絞り込んで各問題の対象者が感じる遂行度と満足度を評価し，第 4 段階として介入後に再度遂行度と満足度を評価して介入の効果を確かめるという流れで実施される．重要度，遂行度，満足度は，10 段階で評価し，得点が 10 点に近いほど，重要度，遂行度，満足度が高いことになる．COMP は基本的に対象者本人が回答することになっており，7 歳の知的レベルがあれば適切に答えることができると言われている．7 歳未満の幼児や知的に回答が難しい対象者の場合は，親などが代理人として回答を行うことができる[8]．表 3 は COPM の結果の例である．

4）GAS（ゴール達成スケーリング）

子どもと家族と協業して目標の段階付けを行うときに有用なのが，ゴール達成スケーリング（Goal Attainment Scaling；GAS）である．GAS は，各対象者個別の介入目標に関して到達度の段階付けを行い，介入後に対象者が達成すると予想される到達度と介入後の到達度を比較して介入結果を評価する測定方法である[9]．GAS では，第 1 段階として対象者や家族と協業して対象者にとって重要な目標を 3～5 つ程度決定する．第 2 段階として，各目標の重要性と困難性を 4 段階（0：なし，1：まずまず，2：とても，3：極めて）で判断して目標の重み付けを行う．第 3 段階として各対象者に対して改善の指標を示す目標達成ガイドを作成する．あらかじめ設定した介入期間終了時に期待されるレベルを「0」とし，現在のレベル（期待以下）を「－1」とする．また，期待以上を「＋1」，期待を大きく上回るを「＋2」，期待を大きく下回るを「－2」とする．第 4 段階として介入終了時に介入開始時と同じ基準で採点を行い，介入終了時の到達度得点を算出する．介入終了時の到達度の変化が大きいほど，より介入効果があったと考える．GAS を使うことで家族が子どもの変化に気付きやすくなるとともに，家族と協業した介入が可能になる．表 4 は目標達成ガイドの例である．

4．評　価

1）脳性麻痺児の粗大運動の評価

脳性麻痺児の移動能力を含む粗大運動能力は，粗大運動能力尺度（Gross Motor Function Measure；GMFM）[2)10)]を使用して評価する．順序尺度である GMFM-88 と間隔尺度として使用できる GMFM-66 に分類される．GMFM-88 は，健常 5 歳児であれば達成可能な粗大運動課題 88 項目から構成されている．簡略版として GMFM-66-IS（item set method）[11)]や GMFM-66-B & C（basal and ceiling method）[12)]があり測定時間は 20～30 分である．GMFM-88 の中の 66 項目の結果を The Gross Motor Ability Estimator（GMAE-3）というプログラムソフト（CanChild の website で購入できる The Gross Motor Function Measure App ＋

表 5. FMS の採点

採点 6	すべての床面で独歩できる	採点 2	歩行器を使う
採点 5	平らな床面で独歩できる	採点 1	車椅子を使う
採点 4	杖を使う（1 本か 2 本）	採点 C	這う
採点 3	クラッチを使う	採点 N	適応なし

に含まれる）に入力することで，5 歳の健常児の粗大運動能力を 100 とした場合の各脳性麻痺児の粗大運動能力を表す GMFM-66 得点とその 95％信頼区間および Item Map（項目難易度マップ）を獲得できる．Item Map の使用により，GMFM 測定結果を治療に効率的に利用可能となる．Item Map の使用方法は，文献 13 で詳しく述べられている．また，1〜8 歳児において，ある時点の GMFM-66 得点から何か月か経過後の予想 GMFM-66 得点（自然な成長による得点増加を反映する）を求めることができる website〔http://gmfmer.ca/〕（2021 年 2 月閲覧）が公開されている[14]．この予想 GMFM-66 得点と治療介入後の実際の GMFM-66 得点を比較することで，治療介入の効果を検証することができる．また，2〜12 歳までの GMFCS レベル毎のパーセンタイル値が示されており[15]，同じ GMFCS レベルで同じ年齢の脳性麻痺児集団の中でどの程度の粗大運動能力であるのかを知ることができるとともに，粗大運動能力の発達経過をモニターすることができる．

2）Rodda 分類[2]

GMFCS レベル I 〜 III の脳性麻痺児の歩行パターンの特徴を分類する．痙直型片麻痺児と痙直型両麻痺に分けて分類を行う．股関節・膝関節・足関節のアライメントを基に分類を行い，適応となる装具が示される．

3）持久力の評価[4]

持久力は，1 分間または 6 分間歩行テスト，生理的コスト指数（Physiological Cost Index；PCI）〔歩行時の心拍数から安静時心拍数を引き，歩行速度で除した値〕，Total Heart Beat Index（THBI）〔快適速度での歩行中の心拍数を歩行距離で除した値〕，3 分間ステップテスト，シャトルウォーキングテストなどで評価する．

4）機能的移動能力評価尺度（Functional Mobility Scale；FMS）[2]

脳性麻痺児の日常生活での 5 m，50 m，500 m の移動能力を，移動補助具の使用に応じて，**表 5** の 6 段階と 2 つの採点によって評価する．

5．介　入
1）動作分析に基づいた介入

動作分析に基づいて機能/構造障害を想起して，検査測定によってそれらを確認し，介入を行うことが最も一般的である．その場合，ビデオ撮影を行って詳細に分析を行うことが有効である．歩行のビデオ分析を行うときに有効なのが，Edinburg Visual Gait Score（EVGS）[2]である．歩行中の足関節・膝関節・股関節・骨盤・体幹の 17 項目を評価する．正常「0」からの逸脱の程度（中等度「1」，著明「2」）によって採点を行う．市販のビデオカメラを使用して評価が行える．

2）移動能力向上に対する介入に関するエビデンス

理学療法ガイドライン第 2 版（2021 年出版予定）のパブリックコメント募集時に発表された脳性麻痺に関するガイドラインでは，以下の介入に対するステートメント（エキスパート・オピニオン）が述べられている（詳細に関しては出版後に書籍を要参照）．

a）筋力増強トレーニング：GMFCS レベル I ・ II の脳性麻痺児に対する筋力増強トレーニングは，筋力，歩行機能，粗大運動を向上する効果があり，行うことを提案する．GMFCS レベル II ・ III の痙直型脳性麻痺児に対する筋力増強トレーニングは，実施方法によっては筋力，歩行機能，粗大運動などを向上する効果があり，行うことを考慮しても良いが，十分な根拠はない．

b）トレッドミルトレーニング：GMFCS レベル I 〜 III の脳性麻痺児に対するトレッドミルトレーニングは，歩行機能，移動機能，バランス能力，粗大運動を向上する効果があり，行うことを提案する．GMFCS レベル III ・ IV の脳性麻痺児に対する免荷ありのトレッドミルトレーニングは，歩行

表 6. ALP 短縮版

	相	注　意	活動と動き	ツール使用の理解	表情と感情	相互交流/作用とコミュニケーション	段　階
8	熟練者	しっかりと周りに注意を向けることができ,注意を持続できる	2つ以上の活動で構成される**作業**	**整理統合された完全なツールの使用**	電動車椅子操作以外のどのような活動をしているかによる	マルチレベル(多層的)整理統合された相互交流/作用	パフォーマンスの探求 外向的段階：身体,マシン,環境,および作業に集中
7	上達者	多数のことに注意を向ける ツールの使用に集中するのではなく,周囲の環境にまんべんなく注意が向く	運転すること自体が目的である運転作業	ツールの流暢で正確な使用	幸福 十分な満足	協力して行う共同的な相互交流/作用	
6	基本操作習得者	3つ以上のことに注意が向くが,容易に中断される	**活動** 目的指向	**最低限必要な技能を伴ってツールを使用することができる**	真剣 それなりに満足 笑う 興奮	連続した相互交流/作用	
5	かなり上手になった初級者	2つのことに注意が向く	一連の行為の組み合わせ	ツールをどのように使えば良いかがわかり始める	夢中 微笑む 真剣 フラストレーション	交互的な相互交流 三項関係の相互交流	行為の組み合わせと順序の探求 困難な移行期：身体,マシン,環境に集中
4	少し上手になった初心者	基本的には1つのことにしか注意が向かないが,自発的に注意を移すことができる	一連の行為	ツールをどう使えば良いかを探索する	真剣 微笑む 時々笑う	双方向の交流	
3	初心者	1つのことに注意が向くが,注意を移すこともできる	**行為** はっきりとした目的のある動き.	**ツールを使えば動くことがわかる**	真剣 満足する 微笑む	相互交流を自ら始める	
2	興味を示し始めた未経験者	1つのことに注意が向く	行為前	ツールをどう使えば良いか,少しわかり始める	満足する 興味がある 心配する 怒る	相互交流に応じる	機能の探索 内向的段階：身体とマシンに集中
1	未経験者	極端な注意力散漫 受け身または不安げ	興奮する 行為がみられない 拒絶	ツールをどう使えば良いか,なんとなくわかる,または全くわからない	感情表出がある 感情表出があまりない 不安	反応なし 回避	

速度や歩行持久力などを向上する効果があり,行うことを提案する.

c）ゲームを使用した介入：GMFCS レベル I～III の脳性麻痺児に対するゲームを使用したトレーニングは,下肢筋力,歩行機能,バランス能力を向上する効果があり,行うことを提案する.

d）機能的電気刺激(Functional Electrical Stimulation；FES)：GMFCS レベル I・II の脳性麻痺児に対する機能的電気刺激は,歩行パターンや近隣の屋外歩行における移動機能とバランス能力を向上する可能性があるが,行うように提案する根拠が乏しい.

重症心身障害児の移動能力

1．重症心身障害児の移動能力の一般的目標

重症心身障害児は,大島の分類によると運動機能が「寝たきり」または「座れる」であり,かつ知能指数が35 以下(知的障害が重度または最重度)であり,重度の肢体不自由と知的障害が重複した子どもたちである.「重度心身障害」は医学的診断名ではなく,行政的分類である.

移動能力の一般的な目標はGMFCS レベルVの脳性麻痺児と同じで,可能な範囲でサドルなどの体重支持機能付き歩行器,電動車椅子,介助されて三角座りから立ち上がり,介助立位保持ができることである.特に介助立位で少しステップして

移乗の介助に協力できる機能を獲得/維持することが重要である．一方で，移動困難な子どもたちが電動車椅子や電動乗物（座位保持装置を電動移動装置の上に設置した物など）を用いて早期から移動を経験することが，無気力の軽減や認知/社会性の発達につながることが報告されている[16]．そのため，可能な範囲でできるだけ早期から電動移動装置による移動の経験を保障することも重要である．

2．電動乗物を使用したスイッチ操作およびコミュニケーション能力向上[17]

これまで電動乗物は移動するための装置であり，視覚障害や重度の認知障害があり移動手段として使用できない子どもたちには適応がないと考えられてきた．しかし近年，電動乗物を視覚障害や重度の認知機能障害のある子どもたちのスイッチ操作（因果関係の理解）やコミュニケーション（相互交流や関係）の学習を促すための装置として使用するという新しいアプローチが日本にも紹介されている．この新しいアプローチは，スウェーデンの作業療法士である Nilsson 博士によって提唱されている．Nilsson 博士は，重度の認知障害児/者が電動乗物操作を通して注意や道具操作やコミュニケーションを学ぶ過程を，3つの段階の8つの相に分け，電動移動器具使用学習評価（Assessment of Learning Powered mobility use；ALP）を開発した．また，それぞれの段階および相での促通戦略を開発した[18][19]．**表6**は ALP の短縮版で，完全版と促通戦略の日本語訳が，Driving to learn のホームページ〔http://www.lisbethnilsson.se/en/alp-tool/alp-tool-in-japanese/〕（2021 年 2 月閲覧）で公開されている．ジョイスティックを使用した電動乗物操作は，モニターを見ることを必要とせず，視覚障害のある重度認知障害者においてもスイッチ操作の因果関係を促すことができる．また，ジョイスティックに触れて電動乗物が動くことによって生じる前庭感覚，固有感覚，触圧覚，視覚情報は，認知機能に障害があっても非常にわかりやすい感覚入力にな

る．また，自ら動くことにより周りとの相互交流の機会が増え，コミュニケーションの学習に結び付けることができる．加えて ALP は，電動乗物のスイッチ操作学習の枠組みに留まらず，認知障害のある人のいろいろな活動の学習の枠組みとして使用することができる．これからは電動乗物を移動手段としてだけでなく，学習のツールとして使用する視点を持つことが必要である．

この新しいアプローチを日本で広げているのが Kids Loco Project〔https://www.facebook.com/Kids-Loco-Project-1024469531001231/〕（2021 年 2 月閲覧）である．このプロジェクトでは，子どもたちが"動くこと"の楽しさを知り，自分ができることを知り，自分に自信を持つために，早期からの移動体験を実現する支援を積極的に行っている．

文　献

1) 藪中良彦：粗大運動能力分類システム（GMFCS）レビュー　信頼性，妥当性，有効性．総合リハ，**38**：779-783，2010.

2) 楠本泰士（編）：小児リハ評価ガイド，pp. 38-39，pp. 170-173，pp. 190-199，メジカルビュー社，2019.
　Summary　最新の評価方法に加えて，それらを使用した症例検討および評価と研究方法についての総論も述べられており，必携の書籍である．

3) 藪中良彦：HOAC，SMART 方式，F-words，COPM，ALP を使用した重症心身障害の評価．小児リハ，**5**：37-48，2019.
　Summary　重症心身障害のある子どもと家族と協業してリハビリテーションを行って行くときに有用な評価についてまとめた文献である．

4) 藪中良彦ほか（編）：小児理学療法学，pp. 6-9，pp. 131，pp. 174，メジカルビュー社，2020.
　Summary　小児理学療法治療の枠組みを示し，機能と活動ごとの発達・評価・介入の説明を行ったうえで，疾患ごとの特有の評価・介入を紹介した書籍である．

5) Bovend' Eerdt TJ, et al：Writing SMART rehabilitation goals and achieving goal attainment scaling：a practical guide. *Clin Rehabil*, **23**：352-361, 2009.

6) Rosenbaum P, et al：The 'F-words' in childhood

disability：I swear this is how we should think! *Child Care Health Dev*, **38**：457-463, 2012.

7）Law M ほか（著）：COPM—カナダ作業遂行測定, 第4版, 吉川ひろみ（訳）, 大学教育出版, 2006.

8）吉川ひろみ：［EBOT 時代の評価表 厳選25］カナダ作業遂行測定（COPM）. 作療ジャーナル, **38**：563-566, 2004.

9）原田千佳子：［EBOT 時代の評価表 厳選25］ゴール達成スケーリング（GAS）. 作療ジャーナル, **38**：591-595, 2004.

10）近藤和泉ほか（監訳）：GMFM 粗大運動能力尺度, 医学書院, 2000.

11）Russell DJ, et al：Development and validation of item sets to improve efficiency of administration of the 66-item Gross Motor Function Measure in children with cerebral palsy. *Dev Med Child Neurol*, **52**：e48-54, 2010.

12）Brunton LK, et al：Validity and reliability of two abbreviated versions of the Gross Motor Function Measure. *Phys Ther*, **91**：577-588, 2011.

13）藪中良彦：粗大運動能力尺度（GMFM）. 作療ジャーナル, **38**：603-612, 2004.

14）Marois P, et al：Gross Motor Function Measure evolution ratio：Use as a control for natural progression in cerebral palsy. *Arch Phys Med Rehabil*, **97**：807-814, 2016.

15）Hanna SE, et al：Reference curves for the Gross Motor Function Measure：Percentiles for clinical description and tracking over time among children with cerebral palsy. *Phys Ther*, **88**：596-607, 2008.

16）高塩純一ほか：幼少期に電動移動遊具を与えることで起きる変化. リハビリテーション・エンジニアリング, **27**：75-78, 2012.

17）川畑武義ほか：電動乗物を使用した重度認知障害児のコミュニケーション及びスイッチ操作向上に対するアプローチの紹介脳機能解剖学的分析が有効であった一症例. 大阪保健医療大学紀要, **4**：17-34, 2021.

18）Nilsson L, et al：Assessment of learning powered mobility use −Applying grounded theory to occupational performance. *J Rehabil Res Dev*, **51**：963-974, 2014.

19）Nilsson L, et al：Powered mobility intervention：understanding the position of tool use learning as part of implementing the ALP tool. *Disabil Rehabil Assist Technol*, **12**：730-739, 2017.

Monthly Book Orthopaedics 足の好評号

通常号 本体価格（定価2,300円＋税）

2019年9月号
32/9

いま反復しておきたい足の外科基本手技

栃木　祐樹（獨協医科大学埼玉医療センター准教授）／編

X線画像の撮り方、創外固定、ブロックなど、かつて一通り学んだ基本知識のアップデートをし、より高いレベルの基本手技に関する知識と経験の共有を目指したい方に是非おすすめです。執筆陣には、本邦を代表する足の外科医が勢揃い！

●主な内容● 単純X線診断／超音波画像診断／外科手術の神経ブロック／外固定／関節鏡の基本テクニック／鋼線・スクリュー固定テクニック／創外固定の基礎知識

2019年1月号
32/1

外来でよく診る足疾患

奥田　龍三（清仁会シミズ病院副院長・足の外科センター長）／編

「よく遭遇する」からこそ日々多くのコツとピットフォールが生まれ、その診療法も日進月歩の様相。足のエキスパート達が、診る目を養うコツを徹底伝授。2019年 日本整形外科学会学術総会売上上位ランクインの好評号！

●主な内容● 扁平足／外反母趾／強剛母趾／趾変形／麻痺性足部変形／アキレス腱症／踵部疼痛症候群／足部神経障害／足根骨癒合症／足部種子骨・副骨障害

2018年9月号
31/9

足底腱膜炎の診療

高尾　昌人（重城病院内CARIFAS足の外科センター所長）／編

本疾患に対する現在の治療スタンダードの共有と、今注目のPRPや体外衝撃波についても収載。Reviewとしても重宝する1冊です！

●主な内容● 解剖／用語，疫学，病態／診断／保存療法（理学療法，装具療法、局所注射、体外衝撃波療法）／PRP治療の可能性／手術療法（open & mini open法、鏡視下手術）／超音波ガイド下治療

2018年3月号
31/3

外来で役立つ靴の知識

橋本　健史（慶應義塾大学スポーツ医学研究センター准教授）／編

治療を前提とした機能靴のみならず、整容面にも配慮した靴への需要は高まり、かつ多岐にわたる。患者さんの要望に応えるためにも、「靴」について語れる知識を身につけるのにちょうど良い構成。企画者は、2020年日本足の外科学会学術集会会長の橋本先生。

●主な内容● 靴の構造／機能／小児／高齢者／婦人／外反母趾／関節リウマチ／糖尿病足病変／アスリートの靴（ランニング、サッカー）

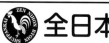 全日本病院出版会 〒113-0033 東京都文京区本郷3-16-4　Tel：03-5689-5989
www.zenniti.com　Fax：03-5689-8030

MB Med Reha **No.263**：23-28, 2021

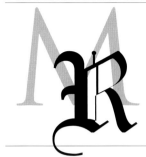

特集／障害児の移動能力を考える

二分脊椎の評価と治療

田中弘志*

Abstract　二分脊椎は先天的に生じる脊髄性麻痺による運動機能障害である．正確な麻痺レベルの評価と目標設定をしたうえで装具治療，リハビリテーションを行うことが重要である．麻痺レベルは Sharrard 分類を用いてⅠ～Ⅴ(Ⅵ)群に分類を行い，Hoffer 分類による移動機能の目標を設定する．Ⅰ・Ⅱ群は骨盤付き長下肢装具を用いた訓練歩行，Ⅲ群は長下肢もしくは短下肢装具，ロフストランド杖を用いた屋内歩行，Ⅳ群は短下肢装具を用いた屋内外歩行，Ⅴ群(Ⅵ群含む)は屋外のみインソールや短下肢装具を用いた屋内外歩行が目標になる．手術治療は生活やリハビリテーションを症例に応じて十分考慮したうえで検討することが重要である．

Key words　二分脊椎(spina bifida)，Sharrard 分類，Hoffer 分類，装具(orthosis)

二分脊椎の概要と治療目標

二分脊椎は胎生6日～4週頃に生じる神経管閉鎖不全により脊髄性の麻痺が生じる疾患である[1]．葉酸400μg を予防的に内服することで発生率が約1/3に減少するといわれている[1]．近年欧米では胎児手術が行われており，胎児手術を行うことにより麻痺レベルが改善するといわれているが本邦ではまだ行われてはいない．出生時に生じた麻痺による筋力低下は根本的な治療は難しいため残存する筋力をいかに最大限引き出すかが重要となる．

二分脊椎の治療目標

二分脊椎の症例の治療目標は，① 患者の残存能力に応じてできるだけ移動機能を高めること，② 補装具などを使用して褥瘡を予防することの2点である．その2点を達成するために正確な麻痺レベルの評価と治療目標の設定が重要となる[2)3)]．

Sharrard 分類を用いた麻痺レベルの分類

二分脊椎の麻痺レベルの分類は Sharrard 分類，NSBPR(National Spina Bifida Patient Registry)，ISNCSCI(International Standards for Neurological Classification of Spinal Cord Injury) Scale，Broughton Classification など多くの報告がされている[4]が治療目標の設定がしやすい点で筆者は Sharrard 分類[5]が最も有用であるため使用している．以降は Sharrard 分類について記載する．

Sharrard 分類は主に股関節屈筋，外転筋，膝関節伸筋を元にⅠ～Ⅵ群に分類した方法である．股関節伸筋の有無でⅤ群，Ⅵ群を分類するが診察上分類が難しいのでこれ以降の記述ではⅥ群は省略してⅤ群と同じと考えて記載することにする．Th, L1 レベルがⅠ群，L2 レベルがⅡ群，L3・4レベルがⅢ群，L5 レベルがⅣ群，S1 レベルがⅤ群，S2 レベルがⅥ群と概ね一致するが，一部画像による髄節レベルと筋力が一致しない症例があるため診察による筋力の評価が必要である．

* Hiroshi TANAKA, 〒 173-0037 東京都板橋区小茂根 1-1-10　心身障害児総合医療療育センター整形外科, 医長

表 1. Sharrard 分類と Hofffer 分類

Sharrard 分類	股関節屈曲 （腸腰筋）	膝関節伸展 （大腿四頭筋）	股関節外転 （中殿筋）	股関節伸展 （大殿筋）	目標
Ⅰ群	△，×	×	×	×	NFA
Ⅱ群	○	△，×	×	×	NFA
Ⅲ群	○	○	×	×	HA
Ⅳ群	○	○	△	×	CA
Ⅴ群	○	○	○	△，×	CA
Ⅵ群	○	○	○	○	CA

（○：MMT 3 以上，△：MMT 2，×：MMT 0〜1）
NFA：訓練のみ歩行可，HA：屋内のみ歩行可，CA：屋内外で実用歩行可

Sharrard は筋力を completely paralysis, weak, normal の 3 種類に分類しており，筆者は MMT（徒手筋力検査）0〜1：completely paralysis, MMT 2：weak, MMT 3 以上：normal として評価している．乳児でまだ MMT の評価が難しい場合でも大まかな評価が可能である．全く筋収縮がなければ completely paralysis（MMT 0〜1），筋収縮があるが重力に拮抗した挙上が困難な場合は weak（MMT 2），重力に拮抗した挙上が可能な場合は normal（MMT 3 以上）と評価する．仰臥位で下肢の運動が全くなければⅠ群，膝を曲げて股関節を屈曲するが膝伸展が困難な場合はⅡ群，膝を伸展したまま下肢を真上に挙上する場合はⅢ群，開排動作が可能となる場合は中殿筋などの股関節外転筋の収縮があると判断しⅣ・Ⅴ群と判断している．乳児期ではⅣ・Ⅴ群の区別は困難だがⅠ・Ⅱ群かⅢ群かⅣ・Ⅴ群かの 3 つのグループに分けることで，その後の治療目標を立てることが可能となるので非常に有効である．乳児期で評価を行い，指示理解が可能となる 5 歳頃にもう一度評価を行う．5 歳頃にはⅣ群，Ⅴ群の判断も可能となる．

Hoffer 分類と麻痺レベルによる治療目標（表 1）

Hoffer 分類[6] は屋内外での実用的な移動機能を元にした分類であり従来から二分脊椎の移動機能の評価に用いられている．屋内，屋外ともに移動が困難な症例を Non-Ambulator（以下，NA），訓練のみ歩行可能だが実用的には歩行が困難な症例を Non-Functional-Ambulator（以下，NFA），屋内のみ歩行可能な症例を Household-Ambulator（以下，HA），屋内，屋外ともに実用歩行が可能な症例を Community-Ambulator（以下，CA）とする．筆者は Sharrard 分類Ⅰ・Ⅱ群は NFA，Ⅲ群は HA，Ⅳ・Ⅴ群は CA を治療目標として，Sharrard 分類に応じた Hoffer 分類を用いた治療目標を立て，リハビリテーション，装具治療を行っている．

二分脊椎の装具治療と要点

二分脊椎では麻痺レベルによって関節の支持性が異なるため，治療目標が異なる．その治療目標を達成するために麻痺レベルに応じた補装具が必要となる．Sharrard 分類別に適応となる補装具に関して後述する．

二分脊椎では知覚障害による褥瘡予防が重要となる．特に歩行可能な症例で足部変形がある場合の下肢装具は症例に応じた採型が重要となる．筆者は褥瘡予防としては一部に圧がかからずに全体に圧をかけながら軟らかい内張りを使用して褥瘡を予防し，支持性を得る装具の作成を心掛けている．

リハビリテーション

1．Sharrard 分類Ⅰ・Ⅱ群のリハビリテーション

Sharrard 分類Ⅰ・Ⅱ群の症例は大腿四頭筋および中殿筋の筋力が弱いため，治療目標は装具や歩行器を用いたうえでの NFA となる（図1）．立位姿勢を維持するためには骨盤付き長下肢装具が必要になる．骨盤付き長下肢装具は股関節，膝関節，足関節の関節部分が可動できるようにした一般的

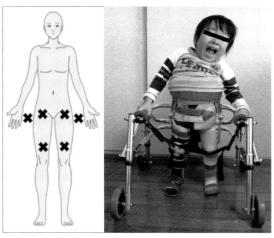

図 1. Sharrard 分類 I 群の症例
骨盤付き長下肢装具と後方支持型歩行器を用いて
訓練歩行(NFA)が可能となっている.

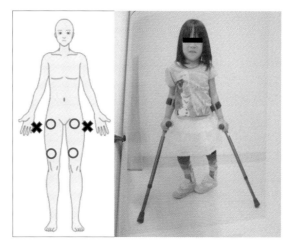

図 2. Sharrard 分類 III 群の症例
短下肢装具とロフストランド杖を使用して屋内
歩行(HA)が可能となっている.

な装具と RGO(Recipro-Gait-Orthosis)と呼ばれる骨盤の後方で連結した装具がある. 一般的な骨盤付き長下肢装具の場合, 体幹を回旋させながら歩行訓練を行うことになる. 一方, RGO では片方の下肢が伸展したときにもう片方の下肢が屈曲することが可能となるため, 交互性を誘導することができる. Sharrard 分類 I 群の症例では腸腰筋などの股関節屈筋群も弱いが, 腹筋や背筋を用いて股関節の屈曲や伸展を誘導できる症例が多い. 一般的な骨盤付き長下肢装具と RGO のどちらが歩行訓練しやすいかは症例に応じて検討するようにしている. 訓練歩行以外では実用性を考えて短下肢装具を用いることが多い.

2. Sharrard 分類 III 群のリハビリテーション

Sharrard 分類 III 群の症例では大腿四頭筋の筋力があるため長下肢装具や短下肢装具と杖を用いた屋内歩行(HA)が治療目標となる(**図2**). 屋外の長距離の移動は車椅子を使用することが多い. 長下肢装具を作成するか短下肢装具を作成するかの判断は, 膝の不安定性の有無で評価を行っている. 理論上は大腿四頭筋が強いため短下肢装具で支持できる可能性が高いが症例によって長下肢装具を用いることでより安定する症例があるため, 理学療法士とも相談してどちらの装具による歩容が改善するか決めることが多い.

3. Sharrard 分類 IV 群のリハビリテーション

Sharrard 分類 IV 群では股関節屈筋, 大腿四頭筋

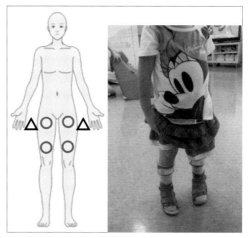

図 3. Sharrard 分類 IV 群の症例
短下肢装具を用いて屋内外歩行(CA)可能となっている.

に加えて中殿筋が中等度効いているため, 歩行器や杖がなくても下肢装具のみで歩行が可能となる. 中殿筋は完全に効いているわけではないので, 身体を揺らしながら歩行することが IV 群の特徴である. 足部の筋力は弱いことが多いため短下肢装具もしくは長下肢装具を用いて屋内, 屋外の歩行(CA)が治療目標となる(**図3**). 基本的には短下肢装具で歩行可能だが, 歩行量が多い症例では膝関節に負担がかかり膝関節の変形が生じてくる症例もあるため, 症例によって長下肢装具を使用している.

4. Sharrard 分類 V 群のリハビリテーション

Sharrard 分類 V 群では中殿筋が強いため IV 群

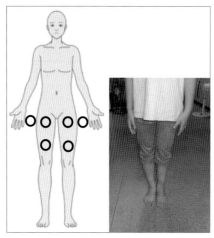

図 4. Sharrard 分類 V 群の症例
屋内裸足，屋外インソールを使用し
屋内外歩行（CA）可能となっている．

と比べると動揺が少なく歩行することが可能となる．足部の筋力は様々で，ほぼ正常に近い筋力がある症例と腓骨筋などの外反筋力や内在筋が弱い症例がある．そのため足部の筋力に応じて屋外では短下肢装具を使用する症例とインソールを使用する症例に分かれる．そのため治療目標は屋内では裸足での歩行，屋外は短下肢装具もしくはインソールでの歩行（CA）となる（**図 4**）．

手術治療について

二分脊椎では脊椎変形や股関節脱臼，亜脱臼，足部変形が生じることがあり手術治療を要することがある．筆者は前述した治療目標を目指したう

えで，生活やリハビリテーションで支障が生じる場合や褥瘡が生じるリスクがある場合に手術を考えるべきだと考えている．そのため変形や脱臼があるからといって安易に手術を検討するのではなく，各症例に応じて適応を慎重に検討することが重要である．

1．脊椎の手術治療

二分脊椎では側弯症や後弯症などの脊椎変形が生じる．前述したように変形が患者の生活やリハビリテーションにどのような影響を与えているか，そして進行した場合どのようなことが予想されるかを検討することが重要である．

2．股関節の手術治療

二分脊椎の股関節脱臼では先天性な関節の形成不全や筋力不均衡のために脱臼，亜脱臼が生じるといわれてる．筆者は主に実用歩行を目標とするSharrard 分類 III 群以上の症例に対して手術治療を検討している．手術は腸腰筋前外側移行術および大腿骨減捻骨切り術を行い，脱臼例に対しては観血整復術を併用している（**図 5**）[7]．術後は日中（屋外のみ着用など）か夜間のみ股関節装具を使用し再脱臼を予防することが重要である．

3．足部の手術治療

足部変形は出生時に形成不全のため生じているcongenital type と後天的に不均衡のために生じる

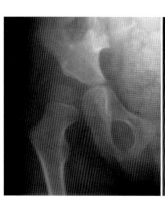 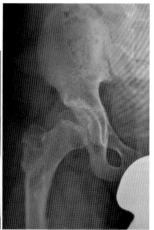

術前　　　　　　　　　　術直後　　　　　　　　　　術後 8 年
図 5. 右股関節亜脱臼（4 歳，Sharrard 分類 III 群，HA）

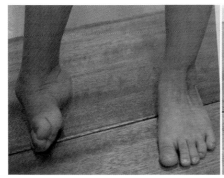
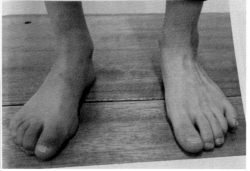

術前　　　　　　　　　　　　　　　　術後3年

図 6. 右内反足（4歳，Sharrard 分類V群，CA）

acquired type に分かれる[8]．Congenital type のほうが acquired type より変形が強いことが多い．内反足変形は足部外側（第5中足骨基部など）の褥瘡の原因となるため手術治療を要することが多い．筆者はすべての麻痺レベルで，生活上必要性があり褥瘡のリスクがある胼胝などの皮膚障害があれば手術を検討するようにしている（図6）．Sharrard 分類Ⅰ・Ⅱ群の実用歩行が難しい症例でも座位の安定や歩行訓練，装具着用を容易にするために手術治療を行うことはある．従来では症例に応じて軟部組織解離術[9]，前脛骨筋外側移行術[10]，Evans 手術[11]を行っていたが，近年ではそれらを併用した足部再建手術[12]を行い，長期にわたり足底接地を維持できるように努めている．Congenital type では乳児期～2歳頃の間に Ponseti 法を用いた初期治療を行い[13]，4歳以降の時期に手術治療を行うが，変形が強いため後内側解離術を併用した手術を行うことが多い．踵足変形は踵部に褥瘡が生じることがあるため Sharrard 分類Ⅲ群以上の実用歩行例で4歳以降に前脛骨筋後方移行術を行うことが多い．

　手術時期の判断が難しいが，底屈制限が進行したり踵部の胼胝が進行してきた場合に手術を行っているため小学校高学年頃に手術を行うことが多い．

まとめ

　麻痺レベルと移動機能の目標設定を行いながら適切なリハビリテーション，補装具の作成を行うことが重要である．多くは幼児期～学童期前半には最大移動機能能力を獲得することになる．学童期後半以降は獲得した移動機能を維持することが重要である．肥満などにより獲得した移動機能が低下する症例もある[14]ため，症例に応じた対応が必要となる．歩行が困難で車椅子や座位姿勢が多い Sharrard 分類Ⅰ・Ⅱ群では座骨，尾骨に褥瘡が生じることが多く，歩行可能なⅢ・Ⅳ・Ⅴ群では特に成人してから生じる足部の褥瘡が難航することが多いので注意が必要である．

文　献

1）君塚　葵：オーバービュー　今必要なトータルケア，二分脊椎への多面的アプローチ．臨床リハ，16：318-322, 2007.
　　Summary 二分脊椎患者に関する整形外科，リハビリテーションを中心として必要なケアについて詳細に記されている．
2）沖　高司：二分脊椎症児の股関節と下肢機能評価．整形外科 MOOK，49：130-140, 1987.
　　Summary 二分脊椎 100 例以上の症例に関する股関節の異常，下肢機能について詳細に書かれている．正確な筋力の評価が重要であることが記されている．
3）田中弘志，小﨑慶介：肢体不自由児におけるリハビリテーション評価―動的評価とX線による静的評価―．臨床リハ，57：589-593, 2020.
　　Summary 脳性麻痺，二分脊椎の整形外科治療，リハビリテーションに関する動的評価と静的評価について記されている．
4）Tita AC, et al：Correlation Between Neurologic Impairment Grade and Ambulation Status in the Adult Spina Bifida Population. *Am J Phys Med Rehabil*, 12：1045-1050, 2019.

Summary　二分脊椎の麻痺レベルの評価について
いくつかの方法で評価を行って比較検討してい
る.

5）Sharrard WJ, et al：Posterior Iliopsoas Trans-
plantation in the Treatment of Paralytic Disloca-
tionof the Hip. *J Bone Joint Surg*, **46-B**：426-444,
1964.
　Summary　現在でも多く引用される Sharrard 分
類の原著. この論文が出てから麻痺レベル別に議
論がされるようになった.

6）Hoffer MM, et al：Functional Ambulation in
patients with myelomeningocele. *J Bone Joint
Surg*, **55-A**：137-48, 1973.
　Summary　現在でも多く引用される Hoffer 分類
の原著. 移動機能を 4 種類に分類し評価してい
る. 境界が明瞭でありわかりやすいことが利点で
ある.

7）田中弘志ほか：二分脊椎の股関節脱臼・亜脱臼に
対する腸腰筋前外側移行術と大腿骨減捻内反骨
切り術の併用手術（田中法）の手術成績, 日小児整
外会誌, **25**（2）：200-203, 2016.
　Summary　過去の腸腰筋移行術とは異なり大転子
の前外側に移行を行うことで股関節の屈曲力を
維持している. 術後再脱臼例はなかった.

8）小林大介ほか：二分脊椎における麻痺性内反足
先天性と後天性の比較. 日小児整外会誌, **22**（2）：
346-350, 2013.
　Summary　二分脊椎の足部変形の手術症例では先
天性で再発しやすく後天性では逆変形しやすい
傾向があった.

9）田中弘志ほか：二分脊椎の内反足変形に対する軟
部組織解離術の長期成績. 日小児整外会誌, **20**
（2）：421-425, 2011.
　Summary　14%で再手術を行っていた. 2 歳以下

の後内側解離術の症例では再発しやすい傾向に
あった.

10）田中弘志ほか：二分脊椎の内反足変形に対する前
脛骨外方移行術の長期成績. 日小児整外会誌, **22**
（2）：351-355, 2013.
　Summary　17%で再手術を行っていた. Evans 手
術と併用例で過矯正だった症例が逆変形となる
傾向にあった.

11）田中弘志ほか：二分脊椎の内反足変形に対する
Evans 手術の長期成績. 日小児整外会誌, **22**（1）：
129-133, 2013.
　Summary　24%で再手術を行っていた. 再手術は
Sharrard 分類 V 群の歩行機能が高い症例が多
かった.

12）田中弘志ほか：麻痺性内反足に対する Evans 手術
と腱移行術を併用した足部再建手術の治療成績.
日小児整外会誌, **28**（3）：S34, 2019.
　Summary　筋力不均衡や後足部の不安定性がある
麻痺性内反足に対し筋解離術と腱移行術と
Evans 手術を併用して再建を行った. 術後の再発
や逆変形症例はない.

13）田中弘志ほか：二分脊椎の内反足変形に対する
Ponseti 法に準じた初期治療の治療成績. 日小児
整外会誌, **23**（1）：175-178, 2014.
　Summary　二分脊椎に対する Ponseti 法に準じた
ギプス矯正治療に関する論文. 88%で良好な矯正
が得られた. 装具治療はデニスブラウンではなく
短下肢装具を使用している.

14）芳賀信彦ほか：乳児期から 15 歳以降まで経過観
察した開放性脊髄髄膜瘤患者の移動能力. *Jpn J
Rehabil Med*, **45**（6）：365-370, 2008.
　Summary　15 歳以上まで長期フォローした症例
に関する報告. 肥満などにより移動機能が低下す
る症例があった.

MB Med Reha **No.263**：**29-35**, 2021

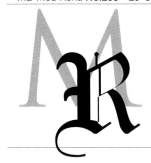

特集／障害児の移動能力を考える

二分脊椎をはじめとする弛緩性麻痺
—リハビリテーション—

北原エリ子*

Abstract　弛緩性麻痺を呈する小児疾患においては，運動麻痺の分布と程度の評価により移動能力の予後を予測し，予測した移動手段に向けてリハビリテーションが行われる．二分脊椎児に対するリハビリテーションにおいては，髄節レベルにより分類された障害像に対するアプローチが確立されており，他の疾患による弛緩性麻痺のリハビリテーションにも応用されている．二分脊椎児の高位麻痺においては訓練レベルの歩行練習をいつまで続けるか，中位麻痺においては変形予防の観点と歩行パフォーマンスの観点から装具選択をどのように決定するか，低位麻痺においては足部皮膚の自己管理指導をどのように効果的に行うかなどの課題がある．児・家族のニーズを多職種で共有し，アプローチの選択肢のメリット・デメリットを，多職種により十分に説明することが，児と家族の生活の質を向上するアプローチ選択につながる．

Key words　二分脊椎(spina bifida)，弛緩性麻痺(flaccid paralysis)，移動能力(mobility)

はじめに

　弛緩性麻痺を呈する小児疾患には，先天性疾患の二分脊椎症，生後の発達過程において急性に弛緩性麻痺を呈するポリオやエンテロウイルス脊髄炎，脊髄梗塞や脊髄腫瘍などの脊髄疾患，ギランバレー症候群などの末梢神経疾患などがある[1]．弛緩性麻痺を呈する原因として下位運動ニューロン障害や末梢神経障害があるが，いずれの原因においても運動麻痺の分布と程度の評価により移動能力の予後を予測し，予測した移動手段に向けてリハビリテーションが行われる．二分脊椎症に対するリハビリテーションにおいては，髄節レベルにより分類された障害像に対するアプローチが確立されており[2)3)]，他の疾患による弛緩性麻痺のリハビリテーションにも応用されている．本稿では二分脊椎児の移動能力の向上を目標に実践しているリハビリテーション介入について提示し，高位・中位・低位麻痺を呈する症例に対するアプローチにおける課題を挙げ，その課題を克服するためのより良いアプローチについて考えたい．

二分脊椎児の移動能力獲得の予後予測と影響を与える因子

　二分脊椎児の移動能力の予後予測は，下肢筋力を徒手筋力検査(Manual Muscle Testing；MMT)にて評価しSharrardの神経支配図[4]に従って，MMT3以上の筋力が残存する最下位の髄節を運動麻痺レベルとして，Hofferらの分類[5]を参考に獲得できる移動能力を予測する．Hoffer分類では，装具の有無にかかわらず屋内外を歩行できる[community ambulatory]，屋外は車椅子を利用し屋内は歩行する[household ambulatory]，日常は車椅子を用いるが歩行訓練を行っている

*　Eriko KITAHARA, 〒113-8431 東京都文京区本郷3-1-3　順天堂大学医学部附属順天堂医院リハビリテーション室，技士長

表 1. 麻痺レベルからみた移動能力へのリハビリテーション介入のポイント

高位麻痺 胸髄, L1, L2 レベル	中位麻痺 L3, L4 レベル	低位麻痺 L5, S レベル
① 股関節・膝関節屈曲拘縮の管理 →関節可動域練習 →立位保持装置での立位練習 →ホームプログラムの家族指導	① 発達・機能維持のための全身筋・関節コンディショニング →関節可動域練習・ストレッチ →自主練習の指導	① 下腿・足部・足趾の筋・関節コンディショニング →関節可動域練習・ストレッチ →自主練習の指導
② 体幹・上肢筋力トレーニング	② 体幹・上下肢筋力トレーニング	② 体幹・下肢筋力トレーニング
③ バランスの発達促進 →立位保持装置での立位練習 →骨盤帯付き長下肢装具での歩行練習	③ バランスの発達促進 →バランスボールやポールを用いたバランス練習 →短・長下肢装具での立位歩行練習	③ バランスの発達促進 →バランスボールやポールを用いたバランス練習 →つま先立ち・片脚立位の練習
④ 実用的移動手段の検討 →車椅子作製 →移乗・操作練習	④ 成長に伴う移動手段の再検討 →補装具の検討 →車椅子併用の検討	④ 成長に伴う移動手段の再検討 →足底装具の検討 →内反制御サポーターの検討
⑤ 褥瘡(腰仙部・坐骨)の予防・管理 →クッションの選定 →除圧指導	⑤ 褥瘡(腰仙部・坐骨)の予防・管理 →クッションの選定 →除圧指導	⑤ 胼胝・褥瘡(足底・中足骨頭部・足趾背側)の予防・管理 →足底装具の検討 →足のスキンケア指導

[non-functional ambulatory], 歩行不能の [non-ambulator] の 4 群に分類されている. 移動能力獲得を決定する因子は運動麻痺レベルだけではなく, 残存筋の筋力, 変形・拘縮, 平衡機能, 褥瘡, 全身耐久性, 知的能力が関与し, 水頭症などの中枢神経異常や肥満などが影響を与えていると考えられている[3]. それらの研究においては, 予測された移動能力を達成できなかった因子をバランス障害, 膝関節・股関節の痙性の出現, シャント再建の回数とする報告[6]や, 移動の機能的自立に影響する因子として知的能力, 下肢の拘縮の有無, 膝関節伸展筋力が重要であるとする報告[7]などがある.

高位・中位麻痺を呈する二分脊椎児に対する移乗練習および歩行練習においては, 運動麻痺のレベルに合わせて下肢装具を装着し, 歩行器, 杖などの補助具を用いて移乗・歩行練習を行うが, その練習は身体と補助具と環境において最適な手続き運動を学習する課題であり, 手続き運動学習[8)9]の能力を要する. 二分脊椎児の手続き運動学習に関しては, 運動パフォーマンスは障害されているが暗示的学習能力は影響を受けていないとの報告[10]や, 二分脊椎児は学習がゆっくりであるが試行を繰り返すとスピードと正確性が向上するとの報告[11]はある. しかしながら臨床における手続き

運動学習能力の評価とアプローチについては未だ確立されておらず, 知的能力と運動能力の評価から個々の症例に対して練習方法と練習回数などの運動学習プログラムを検討しているのが現状である.

二分脊椎児の移動能力に対する
リハビリテーションアプローチ

移動能力に対するリハビリテーションアプローチとして, ① 皮膚・筋・関節のコンディショニング, ② 残存筋の筋力トレーニング, ③ 立位・歩行バランスの発達と維持を促す練習, ④ 下肢装具と補助具の選択と再検討, ⑤ 胼胝・褥瘡の予防と管理の 5 つが挙げられる. 麻痺レベルによるアプローチの特徴について表1に示す. 高位麻痺においては幼少期に立位保持装置での立位練習を検討することが多く, また実用的な移動手段として車椅子を選定しつつ, 児の知的能力や児・家族のニーズに合わせて骨盤帯付き長下肢装具での歩行練習を行う. 中位麻痺においては下肢装具と補助具を用いて実用的な歩行を獲得できることが多いが, 活動度が高いがゆえに股関節・膝関節および足部の変形をきたすリスクが高く, 成長に伴う機能低下を予防するために全身の皮膚・筋・関節のコンディショニングと筋力トレーニングおよびバ

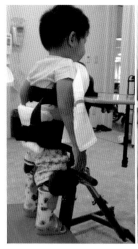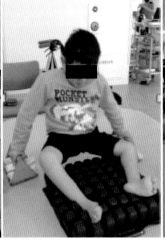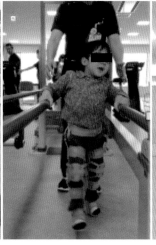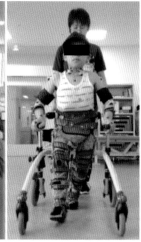

a|b|c|d

図 1. 高位麻痺患者に対する理学療法アプローチ
a：立位保持装置による立位
b：プッシュアップ上肢筋力トレーニング
c：骨盤帯付き長下肢装具での平行棒内歩行練
d：RGO 装具での歩行器歩行練習

ランス練習の継続的な実施が望まれる．また成長に伴う免れない機能低下に対して，車椅子の併用など移動手段の再検討と座位時間延長に伴ってリスクが上がる腰仙部・坐骨の褥瘡の予防と管理が求められる．低位麻痺においては独歩を獲得できるが，ハムストリングス・下腿筋・足内筋の柔軟性低下，足部の内外反変形や足底の胼胝を生じることが多く，下肢筋のストレッチとつま先立ちや片脚立位のバランス練習を自主的に継続できるよう指導することが重要となる．また足の皮膚トラブルを起こしやすく，いつどこで装具を外し，蒸れを防ぐのか，足趾まできれいに洗えているかなどの皮膚管理の指導もポイントとなる．

　二分脊椎に伴う変形には可能な限り装具で対応し，手術適応は変形による装具装着困難や褥瘡形成であるとされており[12)]，関節拘縮進行による装具装着困難や褥瘡形成が生じた場合には，整形外科とのカンファレンスにてリハビリテーション方針を検討する．

麻痺レベルによるリハビリテーションの実践例

1．高位麻痺（胸髄レベルおよび L1, L2 レベルの麻痺）

リハビリテーション介入のポイントとして，① 股関節・膝関節の屈曲拘縮進行予防，② 体幹上肢の筋力トレーニング，③ 立位保持装置・骨盤帯付き長下肢装具を用いた立位・歩行バランス練習，④ 実用的移動手段としての車椅子の選定と移乗および操作練習，⑤ 腰仙部・坐骨の褥瘡予防・管理が挙げられる．立位保持装置での立位練習（**図 1-a**）は屈曲拘縮進行予防としても効果的であり，幼少期からの実践が望まれる．移乗動作の自立，歩行練習の継続，褥瘡管理の多くの観点から上肢・体幹筋力の増強と維持は重要であり，プッシュアップ練習（**図 1-b**）をホームプログラムとして早期より実践することが効果的である．バランスの発達促進を目的として前述の立位保持装置を用いた立位に加えて，骨盤帯付き長下肢装具での歩行練習を実施する（**図 1-c**）．児・家族の歩行に対するニーズが高く，家庭や支援学校で実践されることも多い．股関節屈筋が僅かに残存する場合に，交互歩行獲得に優れた reciprocal gait orthosis（RGO）が適応となり，歩行器歩行が可能となることもある（**図 1-d**）．下肢装具の種類と児の知的能力と運動能力から，歩行器・松葉杖・ロフストランド杖のいずれかとの組み合わせが有効であるかを検討しながら練習を進める．

　移動の自立は児の発達にとって重要であり，自走式の車椅子の選定と移乗練習も早期より始める．児の知的能力と運動能力により個人差はある

が，症例によっては３歳で機能的自走を獲得でき
る．しかし家族の障害受容，予後への期待などか
ら車椅子作製に前向きではない場合もあるので，
児と家族のニーズに合わせて検討する必要がある．

高位麻痺においては第二次成長期における体重
増加および学校生活における座位保持時間延長に
より，褥瘡発生のリスクが高い．車椅子作製にお
いては，移乗動作の自立性と自走操作性を考慮し
たフレーム選びとともに，褥瘡発生を予防する
クッション，および腰仙部変形に対応した座位保
持部の調整が求められる．

２．中位麻痺（L3，L4 レベルの麻痺）

介入のポイントは，① 発達・機能維持のための
全身の筋・関節コンディショニング，② 体幹上肢
および下肢残存筋の筋力トレーニング，③ バラン
スボール・ポールなどを用いたバランス練習と下
肢装具を装着しての立位・歩行バランス練習，④
成長に伴う移動手段の再検討，⑤ 腰仙部・坐骨の
褥瘡予防・管理である．

前述したように中位麻痺においては下肢関節の
変形のリスクが高いため，変形拘縮の予防・増悪
制御に優れた長下肢装具と，歩行パフォーマンス
が高く外観が目立たない短下肢装具の両者を選択
肢として検討する必要がある．装具の選択は，
児・家族のニーズ，生活環境，スポーツなどの実
施状況から検討される．L3 レベルの麻痺症例で３
歳時に，児と両親のニーズから軽量で目立たず，
歩行パフォーマンスを高くすることを目的に作製
した短下肢装具を提示する（**図 2-b**）．

中位麻痺においては，身長・体重増加のプロ
ポーション変化による移動能力への影響が最も強
い．第二次性徴期に歩行パフォーマンスの低下が
みられ，独歩で生活していた児がバランス補助の
ための杖，長距離移動のための車椅子を必要とす
ることが多い（**図 2-c**）．車椅子と併用となっても，
歩行能力を維持するためには全身の筋・関節の柔
軟性と筋力，およびバランス能力の維持が必要で
あり，幼少期からホームプログラムとして指導す
ることが望ましい（**図 3**）．高位麻痺と同様，車椅

子座位時間が延長するため仙骨・坐骨部の褥瘡を
引き起こしやすく，褥瘡予防を考慮したクッショ
ンへの配慮が必要である．

３．低位麻痺（L5，S レベルの麻痺）

低位麻痺では独歩可能であるが，足関節背屈筋
と底屈筋，足部内反筋と外反筋，足趾屈筋と伸筋，
足趾内転筋と外転筋の筋力不均衡による足部内
反，claw toe，凹足，アキレス腱短縮などの足部
足趾変形をきたしやすく（**図 4-a，b**），荷重による
胼胝も発生しやすい（**図 4-c**）．感覚障害があるが
パフォーマンスが高いために，胼胝の増悪に気づ
かないまま，褥瘡に至ってしまう症例もある．独
歩が可能となっても，定期的なリハビリテーショ
ンにより，ストレッチの指導，足・足趾への注意
および管理が必要であることの家族および児への
指導を継続すべきである．装具は足底荷重面を調
整する足底装具，内反を制御する靴のバンドが適
用されるが，それでは制御できない内反に対して
は足部サポーターが適応となる（**図 4-d**）．中足骨
頭部の胼胝ができやすい症例に対しては短下肢装
具の検討も必要となる．児・家族のニーズや保育
園・学校での着脱の自立を考慮して，使い分けも
検討すべきである．

小学校まではハイカットシューズで内反を制御
できていた症例が，中学や高校進学に伴い，学校
指定の革靴を履かねばならないことがある．内反
変形と胼胝が増悪しないかを評価しながら，革靴
を履く時間を決めるなどの対応を検討することも
求められる．また，お洒落な靴を履きたいという
ニーズに対して，本人が履きたい靴に足底板やベ
ルトで工夫できないかを検討することも求められ
る．

二分脊椎に対するリハビリテーション
アプローチの課題とこれから

二分脊椎に対するリハビリテーションを実践す
る中で，高位麻痺患者においては訓練レベルの歩
行練習をいつまで続けるか，中位麻痺患者におい
ては変形予防の観点と歩行パフォーマンスの観点

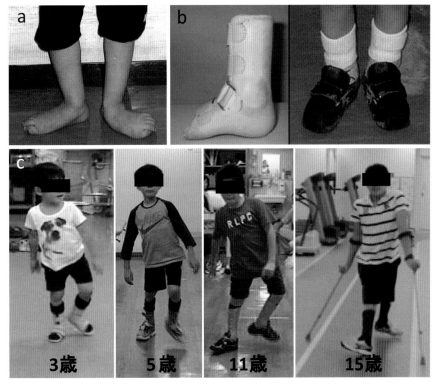

図 2. 中位麻痺症例に対する装具療法と発達に伴う歩容の変化
　a：外反扁平足
　b：距腿関節までアライメントを修正するポリプロピレン製装具（3歳時）
　c：年齢による歩容の変化

【症例紹介】L3 レベルの運動麻痺・S1 以下の感覚麻痺を呈する症例．2 歳 7 か月より金属支柱付き AFO にて室内を歩行していたが，幼稚園入園を契機に，両親より軽量で目立たず，活動性が高い装具作製の要望あり．プラスチック製で距腿関節までアライメントを修正できる装具を検討・作製し，屋外歩行も独歩で生活．成長に伴い，股関節の外旋が増強し，歩行時の側方傾斜が著明となる．13 歳よりロフストランド杖を使用．15 歳より車椅子を併用．

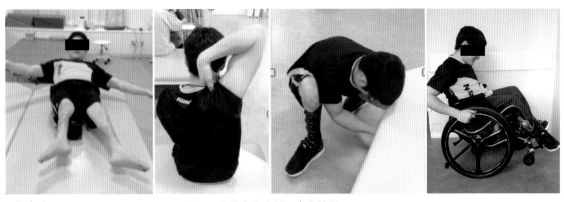

a｜b｜c｜d
図 3. 中位麻痺症例の自主練習メニュー
　a：ポールを用いたバランス練習
　b：肩甲帯・上肢帯のストレッチ
　c：股関節と腰背部，肩甲帯のストレッチ
　d：車椅子のバランス練習

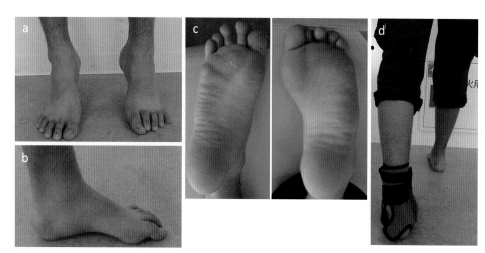

図 4. 低位麻痺症例が起こしやすい足部のトラブル
a：つま先立ち時の踵骨内反と小趾側への荷重
b：Claw toe，凹足，アキレス腱短縮
c：第5中足骨頭部胼胝(両側)，第2・3中足骨頭部胼胝(右足)
d：足部サポーター装着での下肢筋ストレッチ

から装具選択をどのように決定するかが検討事項となることが多く，どのように多職種で情報を共有し，児と家族のニーズを聞きながら検討する体制を整えるかが課題となっている．当院においては小児整形外科とリハビリテーション科の合同カンファレンスを月に1回実施する体制をとっているが，他科多職種との十分な連携をはかるため，診療録上に"装具選択およびリハビリテーション方針に関する情報共有するシート"を作成するなど新たな試みが必要と考えている．

低位麻痺患者においては，小学校入学までは定期的にリハビリテーションを行っていたが，日常生活動作の自立とともに足部変形の管理目的のみとなるためにリハビリテーション頻度が減少し，成長に伴う変形・胼胝が増悪してから来院することをたびたび経験する．これは，増悪の徴候を評価することの指導が十分に行えていないことを示しており，足部のチェックポイントをわかりやすく説明するパンフレット作成などによる改善が必要である．

近年の研究により，胎児期に髄膜瘤閉鎖術を行い，髄膜瘤を羊水から早期に遮断することにより，神経予後が改善することが報告されており[13]，本邦への導入も検討されている[14]．医療の進歩により障害像が変化すれば，リハビリテー

ションアプローチの体系も変遷するであろうこと，またエビデンスには至っていないがロボットスーツの進歩により，二分脊椎患者のリハビリテーションにも取り入れられる可能性があることを考慮し，今後の新たな治療と機器開発に対応したリハビリテーションアプローチを検討していかなければならない．

児・家族のニーズを多職種で共有し，アプローチの選択肢それぞれのメリット・デメリットを多職種により十分に説明することが，児と家族の生活の質が向上するアプローチ選択につながると考える．

文　献

1) 奥村彰久：急性弛緩性脊髄炎．小児科，**59**：1455-1462，2018．
2) 沖　高司：二分脊椎のリハビリテーション．小児外科，**41**：725-729，2009．
3) 芳賀信彦：二分脊椎児の理学療法．脊髄外科，**28**：128-133，2014．
　　Summary 二分脊椎の障害像と麻痺レベルによる理学療法についてのわかりやすい総説．
4) Sharrard WJ：Posterior iliopsoas transplantation in the treatment of paralytic dislocation of the hip. *J Bone Joint Surg Br*, **46**：426-444, 1964.
5) Hoffer MM, et al：Functional ambulation in

patients with myelomeningocele. *J Bone Joint Surg Am*, **55**(1)：137-148, 1973.

6）Bartonek A, et al：Factors influencing ambulation in myelomeningocele： a cross-sectional study. *Child Psychiatry Hum Dev*, **49**：757-765, 2018.
Summary 予測された移動能力を達成できた群とできなかった群で差異のあった因子を解析した研究報告.

7）Schoenmakers MA, et al：Determinants of functional independence and quality of life in children with spina bifida. *Clin Rehabil*, **19**(6)：677-685, 2005.

8）Hikosaka O, et al：Parallel neural networks for learning sequential procedures. *Trends Neurosci*, **22**：464-471, 1999.

9）Doyon, J, et al：Reorganization and plasticity in the adult brain during learning of motor skills. *Curr Opin Neurobiol*, **15**：161-167, 2005.

10）Edelstein K, et al：Motor learning in children with spina bifida：Dissociation between performance level and acquisition rate. *Int Neuropsychol Soc*, **10**：877-887, 2004.

11）Vinck A, et al：Motor sequence learning in children with spina bifida. *Dev Neuropsychol*, **37**：601-616, 2012.

12）町田治郎：麻痺性足部変形の診かた. *MB Orthop*, **32**(1)：41-48, 2019.

13）Adzick NS, et al：A randomized trial of prenatal versus postnatal repair of myelomeningocele. *N Engl J Med*, **364**：993-1004, 2011.

14）遠藤　誠ほか：脊髄髄膜瘤胎児手術の現状と展望. *Jpn J Neurosurg*, **28**：205-210, 2019.

カラーアトラス

爪の診療実践ガイド

改訂第2版

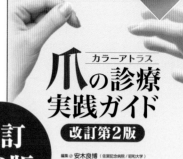

カラーアトラス
爪の診療実践ガイド
改訂第2版

編集●安木良博（佐賀記念病院／昭和大学）
田村敦志（伊勢崎市民病院）

全日本病院出版会

編集　**安木良博**（佐賀記念病院／昭和大学）
　　　田村敦志（伊勢崎市民病院）

2021年6月発行　B5判　274頁
定価7,920円(本体7,200円＋税)

さらに
詳しくはこちら！

大好評書籍の改訂版がボリュームアップして登場！

爪の解剖や年代別特徴などの基礎知識から、画像診断、各疾患の治療法まで多数の臨床写真をもとに詳説。
特に過彎曲爪の保存的治療、薬剤による爪障害、生検の仕方を含めた爪部の病理組織、麻酔・駆血法についての新項目を加え、各分野のエキスパートが初版から症例写真・文献・最新知見の追加等を行いました！基礎から実践まで徹底網羅した、爪診療に携わるすべての方必読の一書です！

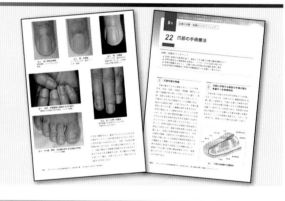

目次

Ⅰ章　押さえておきたい爪の基本
＜解　剖＞
1. 爪部の局所解剖
＜病　理＞
2. 爪部の病理組織診断にあたっての基礎知識（爪生検の仕方，正常な爪部の組織像）
3. 爪部の病理組織（非メラノサイト系疾患）
4. 爪部のメラノサイト系病変の病理診断
＜十爪十色―特徴を知る―＞
5. 小児の爪の正常と異常―成人と比較して診療上知っておくべき諸注意―
6. 中高年の爪に診られる変化―履物の影響、生活習慣に関与する変化、広く爪と靴の問題を含めて―
7. 手指と足趾の爪の機能的差異と対処の実際
8. 爪の変色と疾患―爪部母斑と爪部メラノーマとの鑑別も含めて―

＜必要な検査・撮るべき画像＞
9. 爪部疾患の画像検査―ダーモスコピー、X線、超音波、MRI―
10. 爪疾患の写真記録について―解説と注意点―
Ⅱ章　診療の実際―処置のコツとテクニック―
11. 爪疾患の外用療法
12. 爪真菌症の治療
13. 爪部外傷の対処および手術による再建
14. 爪の切り方を含めたネイル・ケアの実際
15. 薬剤による爪障害/爪囲炎と対処法（抗腫瘍薬を中心に）
16. 爪甲剥離症と爪甲層状分裂症などの後天性爪甲異常の病態と対応
《陥入爪の治療方針に関する debate》
17. 症例により外科的操作が必要と考える立場から
18. 陥入爪の保存的治療：いかなる場合も保存的治療法のみで、外科的処置は不適と考える立場から

19. 過彎曲爪（巻き爪）の保存的治療（巻き爪矯正を中心に）
20. 爪部手術の麻酔法と駆血法
21. 陥入爪、過彎曲爪の治療：フェノール法を含めた外科的治療
22. 爪部の手術療法
23. 爪囲のウイルス感染症
24. 爪囲、爪部の細菌感染症
25. 爪甲肥厚、爪甲鈎彎症の病態と対処
Ⅲ章　診療に役立つ＋αの知識
26. 悪性腫瘍を含めて爪部腫瘍の対処の実際―どういう所見があれば、腫瘍性疾患を考慮するか―
《コラム》
A. 本邦と欧米諸国での生活習慣の差異が爪に及ぼす影響
B. 爪疾患はどの診療科に受診すればよいか？
C. ニッパー型爪切りに関する話題

全日本病院出版会　〒113-0033 東京都文京区本郷 3-16-4　Tel：03-5689-5989
www.zenniti.com　Fax：03-5689-8030

MB Med Reha **No.263**：37-42, 2021

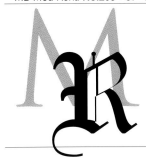

特集／障害児の移動能力を考える

四肢形成不全症児の姿勢制御と移動能力

藤原清香*¹　芳賀信彦*²

Abstract　成長期にある四肢形成不全症の小児の移動能力の発達は，「心身機能」だけでなく，「活動」や「参加」にも影響を及ぼす．四肢形成不全症は，その障害の多様性と希少性からエビデンスは限られているものの，成長期の小児の障害そのものと環境への適応能力の高さから，運動発達の支援には様々なアプローチ方法が考えられる．本稿では下肢と上肢についてその姿勢制御能力や運動発達への影響に加え，義足や義手といった補装具に求められる機能と運動発達や成長の過程で考慮すべき事項や，懸念される二次障害の可能性について紹介する．また，東京大学医学部附属病院で行っている四肢形成不全外来における臨床の実際を含め，当院における取り組みと治療の実際について紹介する．

Key words　運動発達(motor development)，切断(amputation)，義手(upper limb prosthesis)，義足(lower limb prosthesis)，四肢形成不全(limb deficiency)

はじめに

ヒトが日常生活を自立して営むために「移動」は非常に重要な能力であり，小児の粗大運動発達もこの移動能力を獲得し習熟することが目標となる．小児の運動発達は，定頸，座位，立位という姿勢保持能力から，寝返りや這い這い，歩行，走行から階段昇降というように位置移動を伴うものへと進む．さらに粗大運動から微細運動へと運動能力のバリエーションが拡大していく．

四肢形成不全症は胎生期に生じ，出生時に四肢の形態異常を示す疾患の総称で，指趾に限局するような障害の程度が小さい疾患を除くと，四肢の横軸性欠損，絞扼輪症候群のほか，橈骨・尺骨形成不全，脛骨・腓骨形成不全，近位大腿骨限局性欠損症などがその代表である．また希少疾患であるため，出生時から成長に伴い継続的な対応が必要となり，生涯にわたり ADL(activity of daily living)や QOL(quality of life)への影響が続く疾患である．

四肢形成不全症には様々な病態，表現型がみられ，治療には手術，義肢装具，リハビリテーションが組み合わされる．手術には変形や脚短縮に対する再建手術と，義肢の使用を目的とした切断術とがある．多様な障害像と希少性からエビデンスが限られている四肢形成不全症について，本稿では四肢形成不全・欠損児に対する発達と障害の特徴や，東京大学医学部附属病院リハビリテーション科の四肢形成不全外来における発達支援への取り組みと治療の実際について紹介する．

四肢形成不全症の特徴

四肢切断の病因は，成人では高齢者の血管障害による切断が多いのに対し，小児では四肢切断の多くは先天性の四肢形成不全症に起因するものが多く，次いで感染症や外傷などに起因する後天性

*¹ Sayaka FUJIWARA，〒113-8655 東京都文京区本郷7-3-1　東京大学医学部附属病院リハビリテーション科，講師
*² Nobuhiko HAGA，同大学医学系研究科リハビリテーション医学，前教授

によるものが挙げられる．実際に本邦における四肢形成不全症の発生率は，出生1万人当たり4.15（95%信頼区間：3.37～4.93）人である[1]．

四肢形成不全症児の運動発達について，姿勢バランスと歩行能力を獲得するためには，適切な理学療法と適切な義肢装具の選択および導入のタイミングが重要となる．先天性の場合は障害のある四肢をそのまま活用して，身体を運動制御する能力を獲得することが目標になる[2]．一方で後天性の四肢切断児は，切断により失われた運動機能を再建しつつ，引き続く発達に伴う運動制御に患側肢と義肢を活用していく点において，先天性の四肢形成不全とは異なると考えられる．

小児の場合は，当然ながら四肢も成長するため，これに伴う筋肉や骨格，関節の機能的および機械的な変化に加え，成長発達や環境の変化に伴う活動の種類やレベルの変化も運動発達に大きな影響を与える．

義肢装具を使用するにあたっては，特に小児用の義肢は本人の特定のニーズに対して十分に配慮する必要があるといわれている[3]．義肢製作開始時期については下肢形成不全児においては生後10～12か月程度でつかまり立ちや伝い歩きを始める時期から義足を処方するのが一般的である[3]．一方で上肢形成不全児では視覚の発達から両手の長さを揃えるために生後3か月頃から義手を製作する場合もある．四肢形成不全症は希少疾患であり，その機能障害の個別性も高いために，このような年齢による違いを踏まえた報告は限られているのが現状である．

四肢形成不全症児にとっての姿勢制御

小児の発達過程で四肢の活用方法はその成長とともに大きく変わっていく．定頸→寝返り→座位→這い這い→つかまり立ち→歩行という粗大運動発達の各マイルストーンにおいて，上下肢の機能と役割は大きく変わる．

例えば，寝返りの際には，体幹の捻り動作とともに，向きを変えようとする側に上肢と下肢を大きく持っていくことで，体幹の捻りを補助し，より効率良く寝返りができるようになる．寝返りによって腹臥位ができるようになると，頭を起こしながら体幹を上肢で支持したり，上肢のリーチ動作をしたりすることが可能となる．這い這いでは，四肢の交互運動と体重の支持とバランスの保持などが可能となる．座位においてはさらなる体幹の安定性向上の過程で，バランスを崩す場面では上肢で体幹を支持するようになる．また，乳児の歩行では，体重を支持し，片脚でバランスを取りながら対側脚を前方に振り出せるようになる必要がある．さらには歩行の際のバランスの崩れに対して，手すりを手でつかんで，バランスを取ろうとする動きがみられる[4]．以上より，粗大運動発達において体幹とともに四肢の機能が協調して発達していくことで，乳児が姿勢制御機能を獲得していくことがわかる．これを踏まえ，上肢および下肢の欠損がある小児において，欠損によって失われた機能をできる限り補い，機能障害がない部分の適切な発達を促すように支援することで，よりスムーズな運動発達を促すことができると考えられる．

発達をどのように支援するべきなのか？

小児の発達において，身体的な経験値は非常に重要である．先述のように小児の姿勢制御システムは，その発達段階に併せて大きく変化する．さらに発達のプロセスにおける各段階において，身体がどのような状況下にあるのかという感覚や，重心などの動揺の大きさと変化を経験する．小児はこうした様々な変化に柔軟に適応しながら，発達していく[5]．

下肢形成不全・切断の小児は，切断原因にかかわらず，その発達に合わせて立ち上がるようになったら，速やかに義足を装着すべきであるといわれている[6]．その機能障害が「歩行」という移動能力の最終ゴールに対して物理的に大きな課題となることから，治療として機能障害を補うことは直観的に理解しやすい．義足を装着すれば歩行や

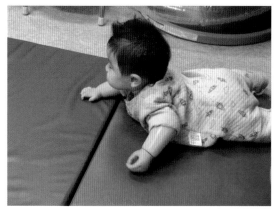

図 1. 這い這いでも義手を上手に取りまわして移動する.

図 2. 上肢と下肢の機能が影響する小児の ADL 項目

上肢	セルフケア:食事・整容・清拭・更衣・トイレ動作
	排泄管理:排尿・排便
下肢	移乗
	移動:歩行、車椅子、這い這い、階段
	コミュニケーション
	社会的認知

走行が可能となり,外してしまえば歩行が不可能になる.片脚など義足なしで移動することもできるが,長距離移動には向かず,不安定性が高くなったり,移動スピードも低下したりすることから,治療の適応については判断に迷うことは少ない.そして,下肢形成不全の子どもたちのバランスの改善は全体的な運動能力,身体機能,自己効力感,自立性を高めるために重要ともいわれる[7].一方で,小児を含む下肢切断者の歩行の特徴は,歩行に対する義足の機能の不足を患側の残存機能や健側下肢などで補うことで生じる左右非対称な四肢や体幹の運動である.代表的なものは,患側に比べ,健側の立脚期は長く遊脚期が短いことや[8][9],歩幅の非対称性がある[10][11].さらに,義足を使用した患側下肢の歩行に対する機能の不足を,健側下肢で補うために,健側の膝関節,股関節への負荷が増加し,関節炎の発症リスクが増加するといわれている[12][13].そのため,活動性が高くなる時期には健側下肢の over use にも注意を払うとともに,患児の運動発達に適した義足適合についても配慮する必要がある.

　同様に先天性の上肢形成不全児の運動スキルについての調査では,義手を使用していない就学年齢までの小児では,その運動スキルは年齢とともに低下する[14].しかし,このような児に対し,各種義手の導入を行い6か月以上経過すると,その運動スキルが改善する方向に効果がある[15].これは義手を様々な活動に用いることで,上肢形成不全児の運動スキル向上に貢献しているためと考え

られる(図1).しかしながら,日本では1980年代以降,上肢形成不全の小児に対して小児の能動義手や筋電義手といった機能のある義手を含め,処方はほとんどされてこなかった.その理由としては,上肢形成不全児が義手を装着することによって患側肢の廃用を招かないようにするべきであるという考え方や,特に片側上肢の切断の場合は,児の高い適応能力により「ADL」が自立し,日常生活上の困難が認識されなかったため,治療の必要性に乏しいと判断されてきたこともある.

　「ADL」とは日常生活に必要な動作であり,人間が現在の社会の中で生活していくうえで必要とされる基本的な動作とされている.日本では補装具の処方に「ADL」の維持や改善に必要なものであることが求められる.しかしながら,本来小児にとってはADLとは精神運動発達の末に身に着ける動作であり,社会生活において日常生活上自立をしていない小児期にこれを獲得することは不可能であり,求められていない.発達段階にある小児が様々な運動経験を積み上げていく過程においては,そうした日常生活動作を実施することは非現実的である.小児におけるADL評価であるWeeFIMの各項目について,上肢と下肢がかかわる項目を図2に示した.上肢と下肢の機能が影響を与えると考えられる小児のADLの項目は,小児の発達の観点から考えると,「日常生活に必要とされる」様々な「ADL動作」という補装具の支給基準は,小児の発達時期が大きく異なる項目となっていると考えることができる.具体的には,

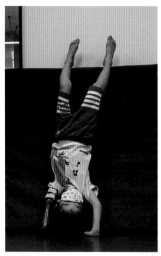

図3. 義手によって体重支持を可能
にして逆立ちにチャレンジ

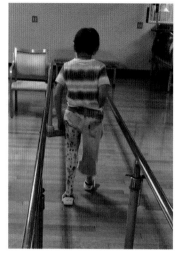

図4. 大腿切断でも膝継手なしの殻構造
義足から導入している患児

下肢のADL評価における項目である移動能力が，粗大運動発達で早期に獲得できる能力であるのに対して，上肢のADL評価項目である食事・整容・清拭・更衣・トイレ動作は，社会生活の中で求められる微細運動も含めたより高度な能力を獲得したうえで実施できる動作であり，その獲得には時間がかかる．特に上肢の欠損や切断児にとっては，感覚がないことや，期待する動きを実現できない現行の義手の装着と使用は，歩行や移動を確実に実現する義足と比較し，装着するための動機づけに乏しく，自ら義手を使用するメリットを認識しにくい．そこで，四肢形成不全外来では，上肢形成不全児に運動用の作業用義手の導入を行い，患児らにマット運動や鉄棒などダイナミックな動き（図3）を体験させている．これにより患児にとって義手を装着する動機づけが容易となり，義手の装着習慣の継続に大きく貢献している．

発達に必要な治療とは？

下肢形成不全児に，義肢装具を処方する場合は，欠損部位によって障害されている機能を補装具でいかに補うかを見極めることが重要である．しかし，小児の場合は体格の小ささゆえに，患児の運動能力に適していると判断する補装具の部品などが物理的に選択できないことも多い．例えば，大腿切断の場合では，遊脚期に健常者の歩行と同様の膝関節の屈伸運動が行える遊動式膝継手が処方されるのは4，5歳になってからのことが多い．義足に膝継手を使用しない場合や，歩行時に膝関節を完全に伸展した状態でロックした場合，荷重時の安定性は確保される（図4）．しかし，患側遊脚期に足底と床面とが接触しないためのクリアランスを確保するための「伸び上がり歩行」や「ぶんまわし歩行」といった異常歩行が生じる．本来の健常下肢が備える機能を義足が完全に代替できれば，左右肢の身体運動の対称性が高い歩行を目標に理学療法を行うことを目指せば良い．しかし実際には現在の義足の機能を最大限活用し，足りない機能については健側を含めた全身を活用して代償できるよう，下肢形成不全児は日々の生活の中で経験を蓄積し適応しているといえる．

上肢形成不全児では，特に対側が健常上肢である場合は，義肢装具が必要な場面がほとんどない．先天的に手が欠損しているために，肘や腋，顎，口，足などを使って上肢の足りない機能を代償することを覚えていくからである．このように義手などの道具がなくとも様々な生活に必要な動作を獲得していくことは非常に重要である一方，代償動作による姿勢不良や，下肢の特に股関節の過剰な屈曲や内外旋運動などによるoveruseは将来，中高年期以降の二次的な機能障害を招く可能性もある．そのため四肢形成不全外来では，このような観点からもリハビリテーション治療を行っている．

当院では0〜3歳くらいまでの上肢形成不全児に義手を導入することが多いが，体重がまだ軽い乳幼児期にはできるだけ軽量の義手の処方をと考える．しかし，最も軽量に製作できる装飾用義手と比べ，作業用義手では3倍程度の重量差が生じてしまう．義手の重量については将来的に筋電義手の使用を希望している場合などは，あえて作業用義手や装飾用義手の重量を成長対応で作りかえをする際などに，段階的に重りを付加して製作している．こうすることにより，義手の装着・非装着における身体バランスの変化に適応させ，軽量であることを理由に義手を選ぶのではなく，機能を理由に義手を選択し，装着できるように促している．臨床の場において，特に1〜2歳（9〜10 kg程度の体重）の乳幼児に対して，120〜150 g程度の義手を装着させると，歩行を始めた頃に，義手の装着に慣れている児は義手を外すと転倒が増えたり，ふらついたりすると保護者からしばしば聞く．これは義手の重量に身体が適応して歩行を獲得しようとしている過程であることが理解できる．実際にこれで運動発達が歩行に関して病的に遅れた患児はいないため，義手の装着のありなしによる左右上肢の重量の変化に柔軟に適応していると考える．

移動能力への影響による二次的な課題

四肢形成不全症児の障害による運動などの活動制限は，出生時からその生涯に及び，これによる運動に対する苦手意識などが社会参加にも影響を及ぼしている．さらに成長期における体重による負荷や，歩行などの身体活動による加速度の加わった衝撃荷重などの刺激は，骨量の増加や骨の構造的な強度に寄与するといわれていることからも，障害のある小児への運動介入は非常に重要である．健常小児が運動によって生じる床反力は，下肢では体重の2〜6倍，上肢では体重の0.3〜1.7倍と報告されており[16]，下肢切断児は健常児に比べ，歩行速度，距離，機能的バランスが有意に低下していた[17]．下肢形成不全児の歩行時の非対称な下肢への荷重負荷や，上肢形成不全児の上肢での体重支持などの運動機会の喪失は，骨の健康面での課題もある可能性がある．骨形成において重要な幼少期から思春期に獲得する骨量と骨強度への影響は必然と考えられる．実際に幼少期の単肢麻痺があると，患側肢の長管骨の長さが健側に比して相対的に短いことは臨床上よくみられる．したがって，健康的な骨形成と骨強度の獲得を促すという観点からは，できる限り左右差のない四肢の活用を治療上目指すべきと考える．また，義肢の適合において，患肢長は健側肢の長さに合わせるために，義肢部品の選択肢に制限が生じるという課題もある．小児用義肢部品の選択肢の増加や機能向上を今後さらに期待するところである．

さいごに

四肢形成不全症の小児の障害はバリエーションが多く，また成長という要素のために，国内だけでなく海外を含め，身体の姿勢制御能力や歩行について十分なエビデンスが蓄積されているとはいえない．さらには，小児用義肢部品の選択肢は非常に限られている．これは四肢形成不全症が希少疾患で，患児数が非常に限られることと，四肢形成不全症児の成長対応のため義肢部品のサイズバリエーションを揃える必要があることから，義肢部品メーカーにとっては小児用は製造コストが高く，利益につながりにくい市場であるためだと考えられる[18]．しかし成長期の活動性が高い小児にこそ，本来は様々な活動に適した義肢装具が必要であり，日本の義務教育にも則した義肢部品の整備は，義肢の使用動機に直結する．幼少期からその成長を支え，将来の成人期の活動と参加を支援できる体制の整備が喫緊の課題と考える．

文　献

1) Mano H, et al：Congenital limb deficiency in Japan：A cross-sectional nationwide survey on its epidemiology. *BMC Musculoskeletal Disor-*

ders, **19**(1)：262, 2018.

2) Morrissy R, et al：The limb-deficient child. Lovell and Winter's Pediatric Orthopedics, Lippincott Williams & Wilkins, 2013.

3) Krajbich JI, et al：Atlas of Amputations and Limb Deficiencies：Surgical, Prosthetic, and Rehabilitation Principles, American Academy of Orthopaedic Surgeons, 2016.

4) Adolph KE, et al：Developmental Continuity? Crawling, Cruising, and Walking. *Dev Sci Dev Sci*, **14**(2)：306-318, 2011.

5) Adolph K：Learning to learn in the development of action. Action as an Organizer of Perception and Cognition During Learning and Development. Minnesota Symposium on Child Development, Erlbaum Press, pp. 91-122, 2005.

6) Cummings DR, et al：Lower-limb pediatric prosthetics：general considerations and philosophy. *J Prosthet Orthot*, **4**(4)：36-46, 1992.

7) an Velzen JM, et al：Physical capacity and walking ability after lower limb amputation：a systematic review. *Clin Rehabil*, **20**(11)：999-1016, 2006.

8) Schaarschmidt M, et al：Functional gait asymmetry of unilateral transfemoral amputees. *Hum Mov Sci*, **31**：907-917, 2012.

9) Mattes SJ, et al：Walking symmetry and energy cost in persons with unilateral transtibial amputations：matching prosthetic and intact limb inertial properties. *Arch Phys Med Rehabil*, **81**：561-568, 2000.

10) Roerdink M, et al：Evaluating asymmetry in prosthetic gait with step-length asymmetry alone in flawed. *Gait Posture*, **35**(3)：446-451, 2012.

11) Howard C, et al：Stride length-cadence relationship in disrupted in below-knee prosthesis users. *Gait Posture*, **38**(4)：883-837, 2013.

12) Burke MJ, et al：Bone and joint change in lower limb amputee. *Ann Rheum Dis*, **37**(3)：252-254, 1978.

13) Lioyd PL, et al：Strength asymmetry and osteoarthritis risk factors in unilateral trans-tibial, amputee gait. *Gait Posture*, **32**(3)：296-300, 2010.

14) Mano H, et al：Adaptive behaviour and motor skills in children with upper limb deficiency. *Prosthet Orthot Int*, **42**(2)：236-240, 2018.

15) Mano H, et al：Effect of prostheses on children with congenital upper limb deficiencies. *Pediatrics International*, **62**(9)：1039-1043, 2020.

16) Erlandson MC, et al：Upper and lower limb loading during weight-bearing activity in children：reaction forces and influence of body weight. *J Sports Sci*, **36**(14)：1640-1647, 2018.

17) Feick E, et al：A pilot study examining measures of balance and mobility in children with unilateral lower-limb amputation. *Prosthet Orthot Int*, **40**(1)：65-74, 2016.

18) Eshraghi A, et al：Walking and balance in children and adolescents with lower-limb amputation：A review of literature. *Clin Biomech*(Bristol, Avon), **59**：181-198, 2018.

MB Med Reha **No.263**：43-54, 2021

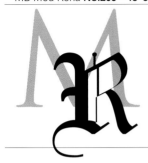

特集／障害児の移動能力を考える

移動支援機器
（歩行器・車椅子・電動モビリティなど）

松尾清美*

Abstract 移動支援機器は，下肢に障害があるため足での歩行に支障のある障害児の成長にとって大切な支援機器の1つである．障害児が身体機能や生活方法に適合した移動支援機器を獲得できれば，本人の能力を発揮して修学することが可能となり，将来的にも社会参加を通して社会に貢献することができる．本稿では，歩けない障害児の社会参加を見据えた移動支援機器と支援方法について，身体機能と言語理解の有無などで分類し，その分類した中で，自立移動の可能性を引き出す移動支援機器を記述し，事例を通して紹介した．また，自分の力では全く動くことができない重度障害児では，身体のわずかな動きとその動きでスイッチ操作できる場合の自立移動や介助移乗での移動だけでなく，わずかな振動も移動と捉え，血液の流れを促進することを運動と捉える考え方などを示した．

Key words 歩行に支障のある障害児（children with disabilities who have difficulty walking），移動能力（ability to move），移動支援機器（mobility support equipment），意思伝達支援機器（communication support equipment），障害児発育支援（supporting the growth of children with disabilities）

はじめに

障害児を対象とした歩行器や車椅子，電動モビリティなどの移動支援機器は，下肢に障害があるため足での歩行に支障のある障害児の成長にとって大切な支援機器の1つである．障害児の身体機能に適合させ，安全に移動できるようになるということは，移動能力を獲得することであり，それにより学校に通学して学べるようになり，友達と交流することができるなど活動範囲が広がることにつながる．そして，成長に欠かせないコミュニケーション能力や学習能力，社会性などを養い，大人になって社会参加できるようになれば，近年はユニバーサルデザインで環境が改善されつつあるので，身体障害のことは意識せずに個性として捉えて生活でき，社会貢献できるのである．このことは，重度障害を持って社会参加している方々

が教えてくれていることで，障害者が生活を楽しみ，社会貢献している姿は誇らしいことで，特別なことではない．しかし，障害児支援を通して感じていることは，障害児を治療する医師や医療職，障害児を支援している家族や様々な職種の支援者が持っている移動支援機器などの支援機器の情報が少なく，多種多様な支援機器の存在や使い方，機能，障害児へ与える効果や価値などを知らないことである．その結果，歩けない障害児や障害者は，「何もできないから介助が必要」「かわいそう」という考えで支援を行うのである．そのため，動けない障害児としておとなしく生活して，その能力を発揮できずにいる児も少なくない．現在の障害児の支援環境は，障害児の能力を過小評価しているのかもしれない．

一口に移動支援機器が必要な障害児と言っても，軽度から重度まで百人百様である．歩けるが

* Kiyomi MATSUO，〒 840-0801 佐賀県佐賀市駅前中央 1-7-8-1001 合同会社 KT 福祉環境研究所，代表

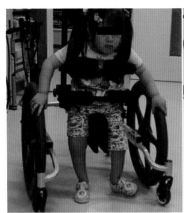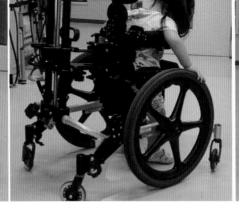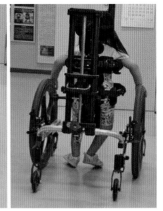

図 1. キッドウォーク(オットーボック社)

長い距離は歩けない障害児から,原因疾患や機能障害の種類も多岐にわたり障害像も複雑な重症心身障害児もいる.ここでは,歩けない障害児を身体機能と理解力で移動能力を5つに分類して,移動方法の事例を紹介するとともに,障害児が成長して社会参加するためには,どのような移動支援機器を使えば,彼らが能力を発揮できるかを考えて記述する.

歩けない障害児に対する
移動支援機器の適応の考え方

障害児の移動支援機器の相談を受けて,強く伝えていることは,「足で歩けても歩けなくても,安全に移動できる方法を獲得すること」である.移動支援機器の適応の基本は,できるだけ早期から自立移動の可能性を探して,身体機能や言語理解力と意思伝達力がある場合は自立移動を考える.しかし,言語理解が乏しく自立移動の危険や不可能を感じる場合は,介助移動をしながら時間をかけて安全性に対する理解とタブレットなどでの入力操作やスイッチ操作能力を伸ばしていくことが望まれる.それでもできない場合は,バギーや車椅子での介助移動にするという考え方である.足で歩けない障害児に適応する移動支援機器の適応段階は,以下のように分けることができる.

1. 足で歩けないが立てる場合や足が動く場合
2. 上肢の力で手動車椅子の駆動力がある場合
3. 手動車椅子の駆動はできないが,電動車椅子を従来の入力装置で操作できる場合
4. 電動車椅子を従来の入力装置で操作できない

が,言語理解力と意思伝達力がある場合
5. 任意に身体を動かすことや言語理解力と意思伝達力などがあいまいな場合

障害児の身体機能と理解力で分類した
移動支援機器の適用事例

足で歩けない障害児の5つの適応段階毎に移動支援機器の適用事例を記述する.

1. 足で歩けないが立てる場合や足が動く場合

このような身体機能の障害児では,立って足を出そうとすると転倒する可能性があるので,移動支援機器としては杖や歩行器,平行棒などが一般的で,身体に装着するものとしては,長下肢装具や短下肢装具など様々な機器が存在する.ここでは歩行補助器と足駆動椅子,そして立って移動する機種の3つに分けて6事例を紹介する.

1) 障害児が持っている動く力を利用して歩く
というコンセプトの歩行器

2013年頃(筆者が佐賀大学医学部に在籍中)から障害児に適用しているのがオットーボック社の"キッドウォーク"(図1)で,足で歩くことができないが足を動かせる1〜10歳の障害児に,歩くという動作のイメージを持ってもらうために活用している.サドルや体幹サポートをはじめ身体各部の支えや障害児の動きを促すようなバネと衝撃吸収システムは,反射などの不随意運動が出現してもその動きを吸収し,かつ転倒しないよう身体を保護して安全に身体を支えてくれるため,障害児は安心して自由に足や手を使って動くことができる.また,身体の前方には器具がないため,正面

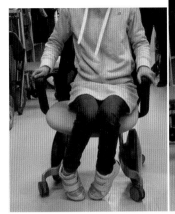
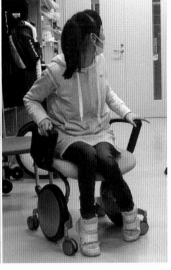

a | b

図 2. Welz' self(株式会社オカムラ)
a：両足で蹴って動く
b：歩くように歩を動かして移動

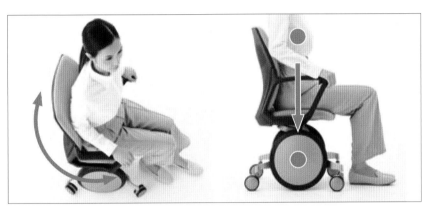

図 3. Welz' self(株式会社オカムラ)

から展示物や家族にアプローチでき，手を伸ばせば触れることができるのが特徴である．足で動けない場合は，上肢で車輪を回して動くこともできる．

2）足で歩けなくても，座って動く足駆動椅子

当時佐賀大学医学部の筆者と株式会社オカムラと神奈川リハビリテーションセンターとの共同研究で誕生した足駆動椅子 Welz' self を紹介する．2018 年のグッドデザイン賞を受賞した，足で移動しやすい椅子である．この椅子を正面から見ると，前輪キャスターの幅が広がっていることがわかる(**図 2-a**)．側方から見ると，大車輪の車軸がへその真下近傍に配置されており，後方には転倒防止のためのキャスターが 2 つ装備されているの

でその場で施回できる(**図 3**)．座の高さを 3 段階で調整できるようにもなっており，足駆動しやすい高さを選択できる．歩くように足を動かしての移動(**図 2-b**)や，両足で蹴って動く(**図 2-a**)こともでき，室内で転倒することなく安全に移動することができる．

3）立って移動する立位移動機

全く立てない人でも，膝と殿部と腹部の 3 点を支えれば立位姿勢を保持できる．この方法で立たせた立位姿勢で，上肢でハンドルを回して車椅子と同様の操作で移動できるようにした立位移動機である(**図 4**)．これは，筆者が 40 年前に開発したもので，上肢腕力で立ち上がり，自分で腰ベルトを固定して立位を保持することができるように設

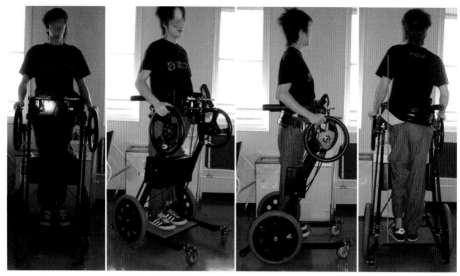

図 4. 立位移動機(筆者開発)

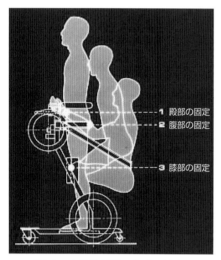

1 殿部の固定
2 腹部の固定
3 膝部の固定

図 5. 立位移動機の起立の流れ

計した(図5). 後方に転倒防止装置を付けている
ので, 前輪をウィリーで浮かせて, 5 cm 程度の段
差は越えることができるようにした. 立つことで
視界が広くなることや下肢へ荷重がかかるので骨
粗鬆症の予防になること, そして殿部に荷重がか
からないため殿部の褥瘡予防になるなど良い点が
多い. また, 上肢でハンドルを回す力がない児を
対象とした電動立位移動機(株式会社有薗製作所)
(図6)も開発して, 立って移動するイメージを経
験できるようにした. また, 有限会社であい工房
の tatti(タッチ)(図7)という姿勢変換器は, 臥位
から立位まで介助者の軽い操作で姿勢変換ができ
る. キャスターが付いているので介助で移動で

き, テーブルを装着すると, 立って勉強や読書が
できる.

2. 上肢の力で手動車椅子の駆動力がある場合の車椅子

1) 上肢の力で 1/12 の角度を越えるスロープも昇降できる場合

障害児に手動車椅子を適合させるには, 車椅子
の3機能(移乗・移動・姿勢)を考慮して, 障害児
の身体寸法や身体機能, 生活方法などを調べ, フ
レーム形状や各部サイズを決定し, バックサポー
トの背張りや座シートの張り調節, アームサポー
トやフットサポートの高さなどのシーティング調
整のことも考えて決定したい. しかし, 障害児の
場合は, 車椅子の耐用年数の6年間の成長が大き
く成長対応が難しい. 一般的には, シート幅など
を大きめに製作し, 数年後, 成長してシートが小
さくなったら, シート幅などを大きくする修理を
行って使用している. 車椅子が身体に適合しない
ストレスを子どもに与えないよう, 2歳時から成
長とともに調整ができる車椅子の開発を筆者は車
椅子メーカーと共同研究を行った(図8). しかし,
成長に対応する機構はできるが, 調整精度や製作
費用, 成長対応に調整する技術と費用, 制度など
への問題は未だ解決できていない. 試作機と製品
を適合させて2歳時〜5歳までモニタリングした
が, 二分脊椎の本事例では, 座幅を広くする調整
サービスを一度使用でき, かつ外出時でも操作し

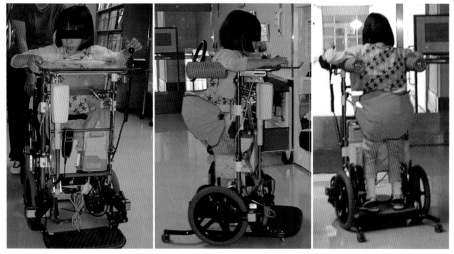

図 6. 電動立位移動機（株式会社有薗製作所）

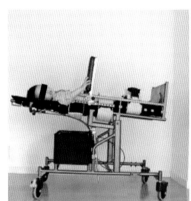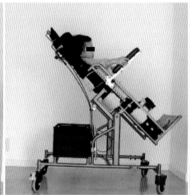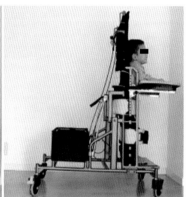

図 7. tatti（有限会社であい工房）

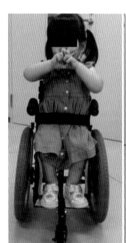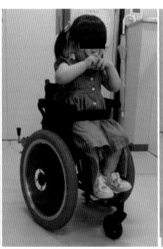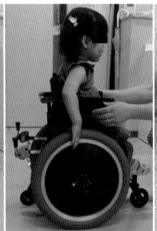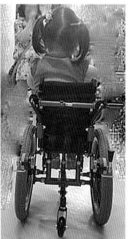

図 8. 成長とともに調整ができる車椅子の開発：2 歳時の試作機での姿勢

やすいコンパクトな株式会社オーエックスエンジニアリングの miniNEO（**図 9**）が採用された.

筆者は，側面から見たときの車軸の位置をへそ の真下近傍まで前出しして，転倒防止装置を付けて後方への転倒を防ぐ配慮を施した車椅子を推薦している．そうすることで，将来，活動的で安全

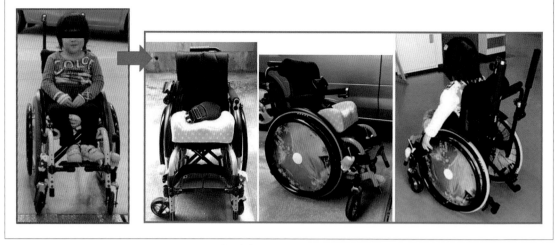

図 9. miniNEO(株式会社オエックスエンジニアリング)
座幅を広くする調整サービスが一度使用でき，コンパクトで操作がしやすいため採用された.

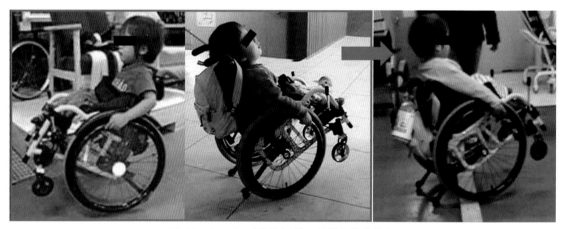

図 10. ウィリー(前輪上げ)の練習と段差越え

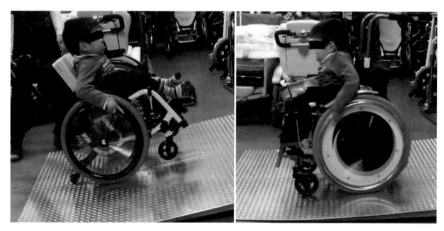

図 11.
スロープの昇降

な動きの獲得とウィリー(前輪上げ)(**図 10**)ができるようになり，段差越えもできるようになる.
加えて，1/12 の傾斜のスロープを上り下り(**図 11**)できるようになれば，将来にわたって，自由に外出することができる.

2）手動車椅子では 1/12 の傾斜のスロープを昇降できない上肢筋力の場合

筋ジストロフィー症や残存機能レベルが C5〜

48

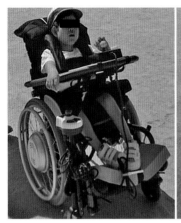
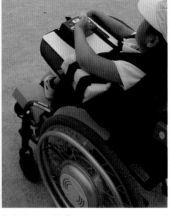

図 12. 簡易電動車椅子の操作

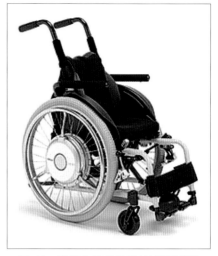

図 13. 子ども用車椅子(日進医療器株式会社)に車椅子用電動アシストユニット JWX-2(ヤマハ発動機株式会社)を装着

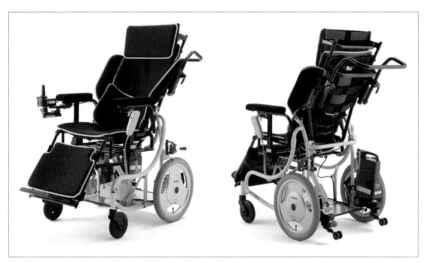

図 14. 電動リクライニング車椅子 NEXTROLLER(株式会社ミキ)

C6 レベルの頚髄損傷者で,室内のような平らな場所は手動車椅子を上肢で駆動できるが,路面のように高低差のある屋外の環境では移動できない場合には,外出時には電動に切り替えることができる簡易電動車椅子(図 12)やハンドリムを回すと駆動するスイッチが入るアシスト機能のある補助電動車椅子(図 13:日進医療器株式会社の子ども用車椅子に JWX-2(ヤマハ発動機株式会社)を装着)が適している.

3．手動車椅子の駆動はできないが，電動車椅子を従来の入力装置で操作できる場合

1）簡易電動車椅子や標準型電動車椅子

上肢でジョイスティックレバーを操作できる場合は,標準型電動車椅子や簡易電動車椅子を選択し,ジョイスティックの位置を調整することで,移動できるようになる.

2）チンコントロール電動車椅子

上肢でジョイスティックレバーを操作できないが頭部を動かすことができる場合は,顎でジョイスティックレバーを操作する電動リクライニング車椅子や電動ティルト&リクライニング車椅子を

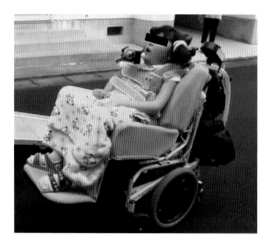

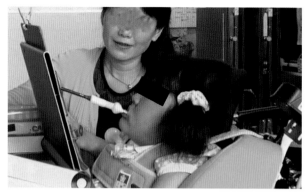

◀図 15. 電動車椅子で就学した C2 頚髄損傷児
▼図 16. 勉強の様子

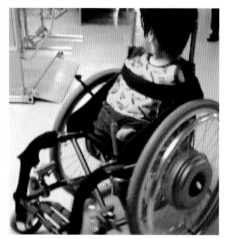

図 17. 左足でジョイスティックレバー
を操作

選択することが望ましい．走行して疲れたら，自分の操作でいつでも好きな角度の臥位姿勢になることができ，回復したら起きて自立移動できるからである．人工呼吸器が必要な場合には，それらの機材を座席下などに積み込むことができる電動リクライニング車椅子もある．この車椅子は株式会社ミキの NEXTROLLER（図 14）で，リクライニングしても身体がずれないのが特徴である．この電動車椅子を使用し小学校に通学（図 15）した事例を紹介する．勉強をする際は，ティルティングで少し後方に倒して，ベルトで上半身を固定して安定させて，口にくわえたマウススティックで文字を書いた（図 16）．修学旅行もこの電動車椅子で行き楽しむことができた．今後も仕事などでの将来の活躍が楽しみである．

4．電動車椅子を従来の入力装置で操作できないが，言語理解力と意思伝達力がある場合

麻痺があり痙性が強い，振戦があって入力が難しい，全く動かせないなどの理由でジョイスティックレバーやボタンスイッチなどを操作できないと思われる場合である．このような重度障害児では，言語理解度や表情や反応を観察して，意思伝達方法や入力方法を探すことが大切である．本人は理解しているのに意思が伝達できないために，過小評価される場合があるからである．重度障害児に入力支援機器と移動支援機器を適合できれば，自分で動けるようになり，本人が持っている能力を発達させる可能性がある．このことを多くの医療職や家族などの支援者に知ってもらい，寝かせきりにしないリハビリテーション（全人的復権）を実行してほしいと考えている．そのためには，まず，指，手，手首，肘，肩，足，足の指，膝，首，頭，顎，目，眉，頬，口，耳，鼻，声などでの入力の可能性を探す．次に，手動や電動，足駆動，視線入力，指などでの接触や圧スイッチなどでの入力方法を検討する．そして，可能性のある部位での入力方法を試し，練習を繰り返して実現していくのである．以下に，筆者が経験した事例と新たな取り組みを紹介する．

1）四肢欠損児の例

20 年前に母親と一緒に相談に来た 3 歳の四肢欠損児は，言語の理解力が高く，右・左，前・後ろなどの方向も理解していた．また，左足の大腿が自由に動くので，左足でジョイスティックレバーを操作できるように改良した（図 17）．筆者の実験

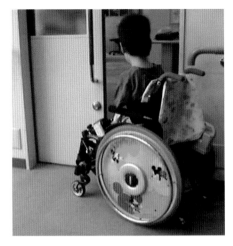

◀図 18.
ゴムを巻いたフレーム
をドアに押し付けてド
アを開けている.

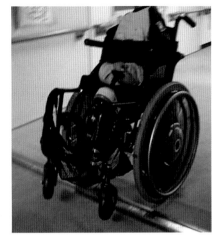

図 19. ▶
ウィリーで段差越え

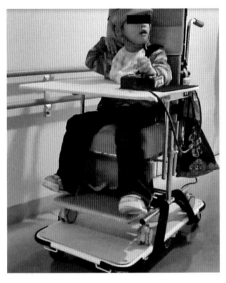

◀図 20.
電動移動遊具
廊下での操作の様子

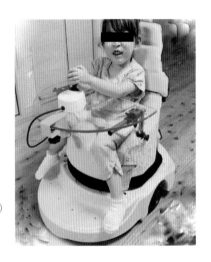

図 21. ▶
BabyLoco
(株式会社今仙技術研究所)
(カタログより)

室にある子ども用簡易電動車椅子(フレームは株式会社オーエックスエンジニアリングで,電動ユニットはヤマハ発動機株式会社の JW-1)のジョイスティックレバーを工夫して,左足の下に固定した.すると乗った途端に自立移動で自由に動き始めたのである.車椅子の前部のフットサポートフレームにゴムを巻いてそこをドアに押し付けることでドアの開閉ができる(図18).転倒防止装置が付いているため段差越えや20 cm幅の溝などはウィリーで安全に移動できるようになった(図19).小学校から大学までこの方法で通学し,素晴らしい成長である.

2)不随意運動のある脳性麻痺児(4歳)に電動移動遊具を適合した事例

「痙性が強く,知的レベルが低いので自立移動は無理だと思います」と医療職から言われた学齢期前の脳性麻痺児の例を紹介する.移動速度が時速1 kmの電動移動遊具(図20)に,姿勢保持装置に座ったまま乗せて固定し,「このレバーを倒したほうに動くよ,止めたいときは手を離せば止まるよ!」「人や壁にぶつかったら,すぐに止めるよ!」と説明し,担当セラピストのサポートのもとで操作と移動の練習を開始したところ,すぐに単独で廊下を移動できることがわかった.その表情は嬉しそうに笑みを浮かべ,歓喜の声を発しながら,目はまっすぐ動く方向を見つめていた姿は,少しお兄さんになったような誇らしさが見て取れた.

筆者らが開発したこの電動移動遊具は,現在,簡易電動移動機「DondonIkoo」という名称で株式

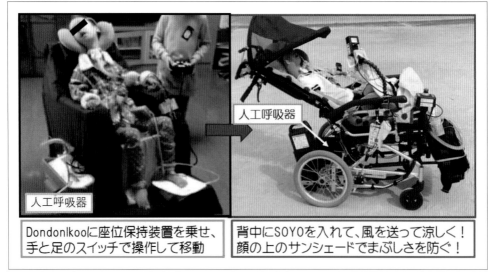

人工呼吸器

人工呼吸器

Dondonlkooに座位保持装置を乗せ、手と足のスイッチで操作して移動

背中にSOYOを入れて、風を送って涼しく！顔の上のサンシェードでまぶしさを防ぐ！

図 22. 室内移動から屋外移動へ発展

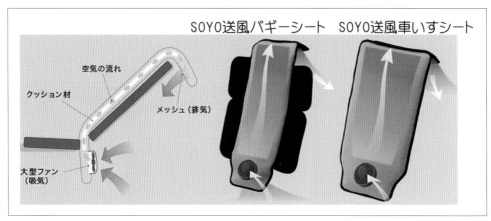

SOYO送風バギーシート　SOYO送風車いすシート

空気の流れ

クッション材

メッシュ（排気）

大型ファン（吸気）

図 23. 背中に風を流す SOYO（株式会社有薗製作所）

会社有薗製作所が受注生産している．この移動機を操作して安全に自立して移動できるようになれば，学齢期には，同様の入力装置で電動車椅子を使って通学ができるのである．現在も特別支援学校で，電動移動遊具を使った移動練習をしている障害児が何名もいる．また，2020 年には，株式会社今仙技術研究所から「BabyLoco」（図 21）というコンパクトな小児用移動支援機器が発売された．学齢期前の障害児にとって，自立移動を学習できる移動支援機が増えたことは嬉しいことである．

3）脊髄性筋萎縮症（SMA）児が電動移動遊具で自立移動を獲得した事例

電動移動遊具に児のクッションチェアーを乗せ，足と手指のわずかな動きを増幅する入力装置を装着し，本人と家族の努力で自立移動を実現し

た（図22左）．入力装置は，パシフィックサプライ株式会社のピエゾセンサやエアバッグセンサとモニターである．室内で安全に移動できるようになってから，その入力装置を介助用リクライニング車椅子にヤマハ発動機株式会社の簡易電動装置を装着（図22右）して，屋外で練習して安全に移動できるようになり通学に使用されている．夏の暑さの中を移動するためには，サンシェードと背中に風の流れを作る SOYO（株式会社有薗製作所，図 23）を使用することを推奨する．この家族と支援者の協力は素晴らしく，後に続く障害児とその家族にとって大変良い見本となっている．

5．任意に身体を動かすことや言語理解と意思伝達力などがあいまいな場合

このような場合の移動支援機器は，介助で移動

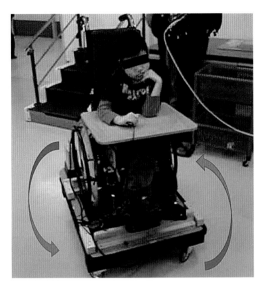

◀図 24.
電動移動遊具でその場旋回

図 25. ▶
振動マシーンにタッチを乗せて
いる.
立位姿勢の姿勢変換器(図7)の足
元の下に振動マシーンを置いて
いる. これに乗って, 立って振動
させる.

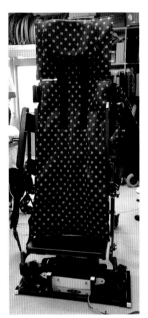

するバギーや車椅子である. 本人の身体機能や生活方法と移乗・移動・姿勢という3機能を考慮することに加え, 介助のしやすさも考慮することが大切である. 中でも姿勢については, リクライニング機構, ティルティング機構, ティルト&リクライニング機構などの選択とサイドサポートや背張り調節, ネックサポートやヘッドサポートなどの選択と調節が大切である. その他の考え方については以下に示す.

1) 1つのスイッチで自動移動

スイッチの意味が理解でき, スイッチを押す・離すをコントロールできれば, 電動で旋回を行うだけでも視覚や聴覚などからたくさんの情報が得られるので, 大変良い刺激となる. スイッチの意味が理解できない場合でも, 安全を確保したうえで, タイマーで旋回や前後移動を繰り返すことも視覚や聴覚などの変化で刺激を与えられると考えている(図24).

2) 移乗介助での移動

身体を自分の力で動かすことができない場合は, 移乗介助で車椅子へ移すことになるが, 障害児の体重が重くなると, 人力での移乗介助は負担が大きくなるし, 障害児の緊張も大きいため変形や拘縮の原因となる. したがって, 移乗介助は, 吊り上げ式リフトやスライディングシートなどの移乗補助器具を使って行うことが望まれる. 加え

て, リフトで吊り上げて, 足底を床やベッドに付けて刺激を与えると緊張が緩むことや足底から脳への刺激で疎通がはかれる可能性もあるので是非行ってほしいことである.

3) 振動などでの数ミリの繰り返し移動

マッサージや振動マシーンなどの振動で身体全体や手足の一部でも数ミリ身体や皮膚が動くことも「移動」と考えると, 振動で血流を良くする移動を運動と見なすことができる. そう考えることで, 一般的に重症児は運動ができないと思われているが, 振動マシーンなどを使えば, 血液の流れや循環を促進する「運動」ができるのである. 図25は, 振動マシーンの上に姿勢変換器(図7)を乗せている. 振動マシーンは車椅子のまま乗ったり, 足だけのせたりして振動させることもできる. このような移動(運動)を家族が理解し自宅で運動を行えば, 障害児の拘縮や変形を少なくできると考えている.

おわりに

筆者の46年間の車椅子使用経験と, 43年間の車椅子適合相談や支援を行ってきた経験から, 歩けない障害児の社会参加を見据えた移動支援機器と支援方法について, 身体機能と言語理解力の有無などで分類し, その分類した中で, 自立移動の可能性を引き出す移動支援機器を記述し, 事例を

通して紹介した．また，自分の力では全く動くことができない重度障害児では，身体のわずかな動きでスイッチ操作できる場合の自立移動や介助移乗，そしてわずかな振動も移動と捉え，血液の流れを促進することを運動と捉える考え方などを示した．

　繰り返しにはなるが，「足で歩けても歩けなくても，安全に移動できる方法を獲得すること」を基本にして，障害児の移動支援機器の選択を行っていただければ幸いである．

文　献

1）松尾清美：就学・就労に伴う環境整備と社会資源．作業療法ジャーナル別冊，**36**(6)：2002.
2）松尾清美：在宅生活を豊かにする福祉機器と住環境―身体障害者1,000件の生活環境改善例をもとに考えた生活環境の考え方―．*MB Med Reha*, **50**：95-101，2005.
3）佐々木誠ほか：シートの高さに着目した足駆動車いすの適合評価．低平地研究，**18**：21-24，2009.
4）松尾清美ほか：重度身体障害児の自立移動を目指した簡易移動機の開発．第27回リハ工学カンファレンス講演論文集，pp179-180，2012.
5）松尾清美：障害者(児)の生活環境改善による生活動作の改善．地域リハ，**8**(1)：29-35，2013.
6）松尾清美：障害者総合支援法における車椅子処方の考え方と工夫．第41回日本リハビリテーション工学協会車いすSIG講習会テキスト，pp.56-64，2015.
7）松尾清美：身体障害者の移動手段としての車椅子の考え方．総合リハ，**46**(8)：709-719，2018.
8）秀島圭和，松尾清美：重複障害児用電動移動補助器の開発．第34回リハ工学カンファレンスinさっぽろ講演論文集，pp.62-63，2019.
9）松尾清美：くらし楽しくKT福祉福祉環境研究所の取り組み．福祉介護テクノプラス，**12**(9)：34-38，2019.

MB Med Reha **No.263**：55-60, 2021

特集／障害児の移動能力を考える

脳性麻痺リハビリテーションにおける
ロボティクスの応用

上野友之*

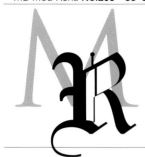

Abstract　ロボット技術，情報処理技術の向上により，多様なロボットが登場し，リハビリテーション医療・介護分野においても，身体機能の維持・向上を目的としたリハビリテーション動作を支援するリハビリテーション支援ロボットが用いられるようになった．脳性麻痺児に対する歩行練習において，リハビリテーション場面で使用されるロボットについては，① orthosis effect, ② therapeutic effect, ③ exercise effect の 3 つの効果がそれぞれ期待されており，効率的な運動量の確保，適切な運動学習の反復が可能となることから，Lokomat や装着型サイボーグ HAL などのロボットを用いたリハビリテーションの有用性についての報告が散見されるようになった．
　脳性麻痺児に対しては，装着のために装置の小型化が必要であるため，まだ黎明期にあるが，対象者の障害像に応じた支援や課題難易度の調整を段階的に行うことが重要であり，ロボットそれぞれの特性に応じた，効果的な利用が求められている．

Key words　脳性麻痺(cerebral palsy), 歩行障害(gait impairment), ロボット支援歩行リハビリテーション(robot assisted gait traning；RAGT), HAL(Hybrid Assistive Limb)

はじめに

　ロボット技術，情報処理技術の進歩により，人と機械の距離が縮まり，人に装着して運動の補助や代替を行う様々なロボットが，多様な場面で利用されるようになった．リハビリテーション医療の分野においても，様々なロボットが登場し，それらを用いたリハビリテーションが広まりつつあるところである．

　ロボットと聞いて想像するのは，すべてが自動化され，自律的に判断して動く機械かもしれない．もしくはヒトのような形をして，あたかもヒトのように振る舞い，話す機械を想像するかもしれない．ロボットの定義は多様であり，時に曖昧である．経済産業省のロボット政策研究会報告書(2006 年 5 月)によれば，「センサ，知能・制御系，

駆動系の 3 つの要素技術を有する機械システム」とされている[1]．リハビリテーション医療・介護分野において応用されるロボットは，身体機能の維持・向上を目的としたリハビリテーション動作を支援するリハビリテーション支援ロボット，特定の動作を自立で行うことが困難な方の動作を支援する自立動作支援ロボット，および自立動作が困難な被介護者を介護する方の動作を支援する介護動作支援ロボットに大別される．現状において，完全に自動化，自律化されたリハビリテーション支援ロボットは存在せず，特に小児領域においてはロボットの活用については黎明期と言え，探索的な研究に留まっている状況である．やみくもにロボットに期待するのではなく，リハビリテーションにおけるロボット活用について，ロボットそれぞれの特徴と機能を把握し，対象とな

* Tomoyuki UENO, 〒 306-0433 茨城県猿島郡境町 2190 茨城西南医療センター病院リハビリテーション科, 科長／神経内科

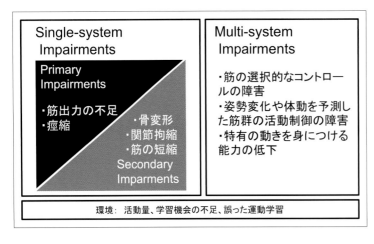

Single-system Impairments	Multi-system Impairments
Primary Impairments ・筋出力の不足 ・痙縮 ・骨変形 ・関節拘縮 ・筋の短縮 Secondary Imparments	・筋の選択的なコント ロールの障害 ・姿勢変化や体動を予測し た筋群の活動制御の障害 ・特有の動きを身につける 能力の低下

環境： 活動量、学習機会の不足、誤った運動学習

図 1.
脳性麻痺児における随意運動障害

る児の発達過程，運動学習理論に見合った効果的な運用の検討が必要である．

脳性麻痺児に対するロボットを用いたリハビリテーション

小児における運動障害の主要な要因は脳性麻痺によるものであり，近年の新生児管理の進歩により救命可能となった超・極低出生体重児が増加するとともに，低出生体重に伴う脳室周囲白質軟化症を認める痙直型両麻痺の割合が増加している[2]．

脳性麻痺児のリハビリテーションにおいて，歩行機能の獲得は大きな目標の1つである．歩行の獲得は自立した移動手段の獲得を意味しており，社会参加，社会自立につながる重要な目標となる．また，より少ない介助で，より早く，より安全に，より効率的に歩行することができれば，患児の日常生活動作能力，生活の質は向上すると考えられる．同時に家族，社会においても介助量が減り，自立度が上がることはとても重要なことである．

一方で，従来のリハビリテーション手法や装具療法のみでは脳性麻痺児の獲得できる能力は早い段階に定まっているとされ，将来的に獲得できる運動能力は粗大運動機能分類システム（Gross Motor Function Classification System；GMFCS）分類によって，2歳頃にはおおよそ予測できるとされている．つまりは2歳までに腹臥位から座位への変換ができないと将来的に実用的な歩行の獲得は困難と予測される[3]．今後，高機能歩行器やリハビリテーション支援ロボットなどを用いた新規のリハビリテーション手法により，GMFCS分類のレベルを変化させることができれば，大きなインパクトとなり得るものである．

脳性麻痺児の随意運動障害については，脳室周囲白質軟化症による痙直型脳性麻痺を例にとれば，錐体路障害に伴う筋出力の不足，痙縮が根本的な機能障害の要因となるが，時間経過に伴い，骨変形，関節可動域制限・拘縮，筋短縮などの二次的な障害を生じる．さらには，適切な運動発達が得られないことにより，筋の選択的なコントロールの障害，姿勢変化や体動を予測した筋群の活動制御の障害，特有の動きを身につける学習能力の低下といった様々な運動系の障害が付随してくる（図1）．さらに，適切な量の運動機会が得られないことでの筋量の絶対的な不足，正しい動作ができないことによる適切な運動学習機会の不足により，適切な運動機能の発達がさらに阻害される．このため，脳性麻痺のリハビリテーションにおいては，根本的な要因である錐体路障害に伴う筋出力の不足，痙性のコントロールのみならず，これらの二次的な要因の予防，複数の運動システムを統合したうえでの運動機能の向上，日常からの活動量の確保，正しい運動学習支援など，多様な対応が求められる．ロボットを用いたリハビリテーションにおいても，どの要因に対して働きかけるかを常に意識していく必要がある．

脳性麻痺児に対する歩行練習においては，リハビリテーション場面で使用されるロボットなどの機器については，① orthosis effect，② therapeutic effect，③ exercise effect の3つの効果がそれ

ぞれ期待される（**表1**）. ① orthosis effect は，い
わゆるロボット装着中に期待されるもので動的装
具としての効果である. つまりは，各関節を連動
して制御することで，下肢を歩行動作の正しい軌
道上に導くことで，筋出力パターンを是正し，適
切なアシストにより運動効率を上げることができ
る. 一般の装具と異なり，ロボットを用いること
で複数の関節運動を同時に連動して制御すること
が可能であり，動的に複雑な関節運動を再現させ
ることができる. ② therapeutic effect は，ロボッ
ト装着中の適切な軌道での反復練習によって得ら
れる運動学習としての効果である. 装着時の練習
によって，運動パターンがロボット学習によって
変化し，ロボットを外したときにも効果が持続し
ていることであり，ロボットリハビリテーション
は，最終的にはこの効果を狙って行われるべきも
のである. 効果はできれば長く持続することが求
められる. 運動学習には正確性，再現性が求めら
れるが，ロボットを用いることにより，正しい軌
道を反復して練習することができ，また，各種セ
ンサ，モニタ機能により，正しい運動との乖離を
客観的に評価し，設定の変更などを実施すること
で，フィードバックが可能であることなどから，
効率的な学習が可能となる. ③ exercise effect
は，ロボット装着なしではできない，適切な負荷
量下での運動効果であり，筋力増強，心肺機能向
上，関節可動域拡大などが得られる可能性があ
る. 歩行が困難な脳性麻痺児においては，十分な
運動量を確保することが困難である場合が多く，
それにより二次的に筋力低下，心肺機能の低下を
生じている場合が多い. 転倒防止など安全策が施
されたうえで，適切なアシストを与え，適切な負
荷量を選択することができれば，筋力増強や最大
有酸素能力を改善し，最終的に歩行能力を改善す
ることができる可能性がある.
　一方で，大型の機器を使用することとなること
から，ロボットそのものによる重量や関節・骨な
どへの負担，装着部と接触する皮膚の損傷，転倒
を含めた安全性の担保，ロボットにより許容でき

表 1. 歩行練習におけるロボットリハビリ
テーションに求められる効果

① *Orthosis effect* 　・動的装具としての効果 　　関節動作を正しい軌道に導く効果 　・動作パターンの矯正・運動効率の改善 ② *Therapeutic effect* 　・運動学習としての効果 　　ロボットを外した後にも運動パターンの変化 　　が持続する効果 　・歩行動作パターンの改善 ③ *Exercise effect* 　・身体運動としての効果 　　適切な効果的な負荷量をかけたトレーニング 　　効果 　　　・筋力増強　　・心肺機能向上 　　　・関節可動域拡大

る体格が規定されること，ロボットの費用の問
題，操作者の修練度など，実施において留意すべ
き問題もある.

脳性麻痺に対する
ロボットリハビリテーションの実際

　近年の神経科学の進歩により，脳性麻痺児の機
能を向上させるうえでより活動的な運動学習の効
果が示されるようになった[4)5)]. 最近の運動学習の
コンセプトは課題指向型の反復トレーニングであ
り，歩行に対する課題特異的なトレーニングが脳
卒中や脊髄損傷などの中枢性神経疾患後遺症によ
る歩行障害に対し，歩行機能改善に効果を発揮す
るとの報告が多数なされている[6)7)].
　重度の歩行障害者に対しても歩行練習が行える
よう，いくつかの装着型歩行訓練ロボットが登場
し，これらを使用した歩行練習は RAGT（Robot
Assisted Gait Traning）と称されている. 代表的
なものとして Lokomat（Hocoma 社，スイス）（**図
2**）がある. これはトレッドミル装置と併せた据置
型歩行訓練システムであり，トレッドミルと連動
して股関節・膝関節に相当する部位のアクチュ
エーターが駆動し，左右の下肢の歩行動作が他動
的に支援される. Lefmann らは，小児の歩行障害
に対する RAGT のシステマティックレビューを
報告している[8)]. 対象となった 17 の研究のうち
Lokomat が 15 を占める. 最も対象年齢の低いも

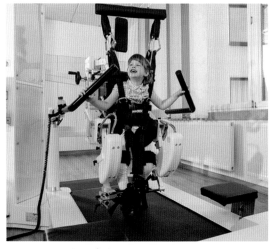

図 2. 装着型歩行訓練ロボット　Lokomat
（Hocoma 社，スイス）
5 歳児より使用できる．
（Hocoma 社より許可を得て掲載）

ので 6 歳，GMFCS レベルは I ～ IV，介入は 3～20 回と多様であった．歩行速度が有意に改善したとの報告[9]がある一方，機能改善は GMFCS レベル I と II の軽症例で認められるものの，GMFCS レベル III と IV では改善がなかったとする報告[10]など一致した結果は得られず，全体としては有意な改善を支持するものではなかったとしている．評価においても短期的な評価にとどまっており，長期的な効果については明らかではなかった．Lokomat などのロボットでは，他動的なアシストが中心であることからアシスト依存となり，主体的運動がどこまで得られるかが不明となる点が課題となる．特に小児においては，練習への意欲，理解，注意が，治療効果に大きく影響を与えることが想定され，他動的な反復練習では上記の確認，評価が必要となる．

装着型サイボーグ HAL を用いた 歩行リハビリテーション

　一方，装着型サイボーグ HAL（Hybrid Assistive Limb，Cyberdyne 社）（**図 3**）は装着者に貼付された電極から筋由来の生体電位を検出すると同時に，股・膝関節の角度センサ，足圧センサからのセンシング情報から歩行動作を支援するロボットであり，より随意的な歩行動作支援を行うこと

ができる．成人の脊髄損傷による不全対麻痺患者や脳卒中による片麻痺患者における歩行機能改善効果が報告されている[11][12]．

　筆者らは，HAL を用いた痙直型脳性麻痺児の歩行リハビリテーションの効果について報告した[13]．一般に使用されている両下肢型 HAL にはS・M・L の 3 タイプがあり，最も小型の S タイプが適合する身長 135 cm 以上の痙直型脳性麻痺児を対象とした．選択基準として自力での歩行は不可能であるものの歩行器を使用することで立位保持，歩行が可能であること，歩行練習への意欲があること，痛みや快・不快を訴えることができることを条件とした．痩せを伴う症例では HAL の骨盤支持部，大腿・下腿カフ部における隙間を3～5 mm のウレタン緩衝材の挿入が必要であった．また吊り下げ型免荷装置（All-in One Walking Trainer，Ropox 社，デンマーク）もしくは骨盤支持付き歩行器（Pacer Gait Trainer，Rifton Equipment 社，米国）を併せて使用し，HAL 重量を免荷し使用した（**図 4**）．HAL を用いた歩行練習は 1 回20 分間（装着，休憩は除く），週に 2 回ずつ 4 週間，合計 8 回実施した．対象となった患者は全 7例が痙直型四肢麻痺であり，GMFCS レベルは III が 3 名，IV が 4 名であった．6 m 歩行試験において全例で歩行速度の改善が認められ，歩幅については 1 例を除き 6 例において拡大，全例において歩行率の改善が認められた．

　HAL は装着者と電極とコードによってつながっている．HAL は装着者の筋活動を感知，それに応じてアクチュエーターが駆動することから，装着者の意図と無関係な他動的な歩行支援装置と比較して，運動意図に合わせたアシストが可能である．例えば，装着者が足を振り出そうと意図しなかったら，HAL は下肢の振り出しを支援することはなく，歩行は開始されることはない．一方Lokomat などのロボットの支援では，トレッドミル，およびロボットによって，装着者の意図がなくても，股・膝関節の動きは支援され，歩行様の動作が形成されてしまう．HAL の運動意図と合

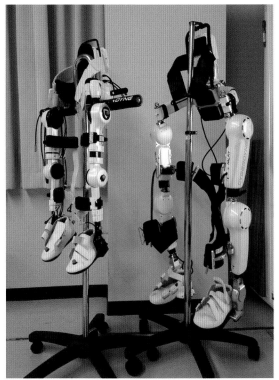

図 3. 装着型サイボーグ HAL
左：身長 100 cm から使用可能な 2S-HAL
右：従来型の HAL（M サイズ）

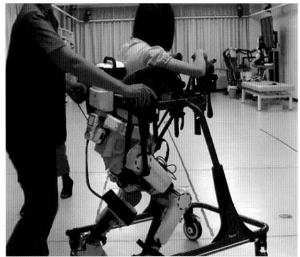

図 4. 脳性麻痺患者への HAL 装着
腰回りや大腿，下腿カフには，ウレタンでサイズ調整を
行い，装着している．
骨盤支持付き歩行器と併用して使用している．

致した動作支援システムは，意図-運動-感覚フィードバックという運動制御機構を介した運動学習を可能とし，極めて有効な手段となると考えられる．また，HAL 使用での時間内歩行練習距離は通常の歩行練習時以上の距離の確保が可能となり，限られた時間内において反復した正常歩行パターンに近い形での動作練習ができたものと考えられる．最近では S タイプよりさらに小型化されたモデル（**図 3**）が登場し，身長 100 cm，体重 15 kg からの装着が可能となった．Nakagawa ら[14]は，最年少 3 歳，身長 92 cm，体重 11.5 kg の脳性麻痺児へ装着し，歩行補助具，歩行器との併用により，単回の介入での運動学習効果を報告している．今後，運動発達や二次障害進行の阻害の観点からも，より早い時期からの介入と効果検証が期待されている．

おわりに

脳性麻痺に対するリハビリテーション支援ロボットは，今，黎明期と言える．今後，ロボット技術のさらなる進歩に加え，脳科学の進歩から運動学習理論がさらに解明され，より効率的な機能再建への理論に合った高性能なリハビリテーション支援ロボットが登場すると考えられる．ロボットを用いたリハビリテーションは脳性麻痺児の分野ではまだ少ないものの，近年，報告が増えてきている．また，用いられるロボット機器についても，様々なセンサを持ち，多様なアシスト機構を備えたものが登場してきている．単に他動的な運動補助のみの機構か，随意的な動作補助の機構があるかでも，運動補助の意味は大きく異なってくる．それぞれのロボットの機能が，リハビリテーション治療としての効果，機序にどう影響を与えるのかを明らかにしたうえで，適応を考え，使用することが必要である．また，脳性麻痺児のリハビリテーションにおいては，運動機能が知的機能にも左右されることから，障害像は極めて多彩である一方，適切に評価できる共通の評価法が確立しておらず，様々なリハビリテーション手法が混在しており，十分に比較検討がされていない現状がある．ロボットを用いたリハビリテーション介入についても，やみくもにロボットを使用するのではなく，その目的，方法論を共有したうえで，客観的効果検証が必要である．あくまでもロボットは道具の 1 つに過ぎない．道具を使うのも人で

あり，道具を作るのも人である．道具はあくまでも，現場から提案，そして具現化されていく必要があり，ロボットに合わせるのではなく，合ったロボットを提案し，ロボットを合わせていくことが，求められている．

文　献

1) 経済産業省：平成18(2006)年度ロボット政策研究会報告書．2006．
2) 石川　源，中井章人：脳性麻痺の疫学．周産期医，**43**：155-160，2013．
3) Rosenbaum PL, et al：Prognosis for gross motor function in cerebral palsy：creation of motor development curves. *JAMA*, **288**：1357-1363, 2002.
4) Damiano DL：Activity, activity, activity：rethinking our physical therapy approach to cerebral palsy. *Phys Ther*, **86**：1534-1540, 2006.
5) Garvey MA, et al：Cerebral palsy：new approaches to therapy. *Curr Neurol Neurosci Rep*, **7**：147-155, 2007.
6) Barbeau H：Locomotor training in neurorehabilitation：emerging rehabilitation concepts. *Neurorehabil Neural Repair*, **17**：3-11, 2003.
7) Hesse S：Locomotor therapy in neurorehabilitation. *NeuroRehabilitation*, **16**：133-139, 2001.
8) Lefmann S, et al：The effectiveness of robotic-assisted gait training for paediatric gait disorders：systematic review. *J Neuroeng Rehabil*, **14**(1)：1, 2017.
9) Ammann-Reiffer C, et al：Effectiveness of robot-assisted gait training in children with cerebral palsy：a bicenter, pragmatic, randomized, cross-over trial(PeLoGAIT). *BMC Pediatr*, **17**：64, 2017.
10) Schroeder AS, et al：Prospective controlled cohort study to evaluate changes of function, activity and participation in patients with bilateral spastic cerebral palsy after Robot-enhanced repetitive treadmill therapy. *Eur J Paediatr Neurol*, **18**：502-510, 2014.
11) Jansen O, et al：Hybrid Assistive Limb Exoskeleton HAL in the Rehabilitation of Chronic Spinal Cord Injury：Proof of Concept；the Results in 21 Patients. *World Neurosurg*, **110**：e73-e78, 2018.
12) Watanabe H, et al：Locomotion improvement using a hybrid assistive limb in recovery phase stroke patients：a randomized controlled pilot study. *Arch Phys Med Rehabil*, **95**(11)：2006-2012, 2014.
13) Ueno T, et al：Feasibility and safety of Robot Suit HAL treatment for adolescents and adults with cerebral palsy. *J Clin Neurosci*, **68**：101-104, 2019.
14) Nakagawa S, et al：Safety and immediate effects of Hybrid Assistive Limb in children with cerebral palsy：A pilot study. *Brain Dev*, **42**(2)：140-147, 2020.

MB Med Reha **No.263**：**61-69**, 2021

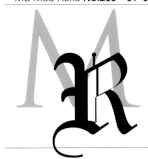

特集／障害児の移動能力を考える

アクティブ歩行器の遷延性意識障害者の試乗と改良

小林　宏[*1]　松本賢太[*2]　橋本卓弥[*3]

Abstract　本稿では，これまでに開発してきた，寝たきりや完全麻痺の方でも転倒の心配がなく，起立支援と歩行支援を行うことができるアクティブ歩行器の概要および，遷延性意識障害者に試乗していただいた感想を紹介した．長期間歩行していない歩行障害者でも，アクティブ歩行器による歩行動作再現により，脚と体全体の神経に刺激を感じ，また立位や歩行のイメージを得ることができるということがわかった．

加えて，病院やリハビリテーションセンターでは，支えがあれば立位が保てる不全麻痺の方が多いことから，立位で装置に装着し，免荷と股関節の屈曲伸展機能のみで歩行器の機能としては簡易化したが，腰幅調整や，手すりの高さや種類変更，前後からのアクセスが容易な，ユーザビリティーを考慮した新たなアクティブ歩行器も開発したので報告する．

Key words　アクティブ歩行器(active walker)，マッキベン型人工筋肉(McKibben artificial muscle)，免荷直立歩行(weight bearing upright walking)

はじめに

2019 年の厚生労働省の調査では，日本に要介護認定者は 465 万人存在し[1]，特に歩行障害者の多くは日常的に車椅子を使用するか，寝たきりの状態と報告されている．このような生活は，筋力を低下させ，筋萎縮・関節拘縮や精神活動の低下といった廃用症候群を引き起こす．これらを防ぐためには，起立動作や歩行動作により，立位で下肢を動かすことで血流を正常にし，筋力を回復させることが重要である．また，脳や脊椎の損傷による麻痺を発症した場合でも，他動的に麻痺した部位を動かすことで，神経の接続が再構築され機能が回復することもわかってきており[2]，寝たきりを防止し，介護者への負担を軽減するためにも歩行訓練は非常に重要である．

これまでにも様々な歩行補助器具，歩行訓練機器が開発されている[3]~[5]が，多くは上半身を自分で支えなければならず，上半身が不自由な場合は使用できない．また，上半身で支える場合は，正しい姿勢で歩行訓練を行うことができず，転倒の危険も伴う．水中や天井から吊り下げての歩行訓練[6]や，体に装着したフレームの関節を他動的に動かして歩行動作を実現する歩行訓練機器[7]もあり，これらは正しい姿勢で転倒の心配はないが，装置自体が大きく高価であり，日常的に訓練することは難しい．

これらの問題を解決するために，筆者らは，完全麻痺や寝たきりの方でも，転倒の心配がなく，正しい姿勢で起立および歩行訓練が行える歩行訓練機器，アクティブ歩行器を開発してきた[8][9]．全く意識がなく，全く体を動かせなくても歩行動作ができるように，股関節，膝関節，足首関節の動作を能動的に実現する．本稿では，そのアクティ

*1 Hiroshi KOBAYASHI，〒 125-8585　東京都葛飾区新宿 6-3-1　東京理科大学工学部機械工学科，教授
*2 Kenta MATSUMOTO，同，助教
*3 Takuya HASHIMOTO，同，講師

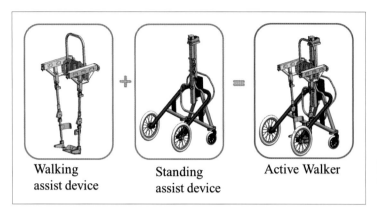

図 1.
アクティブ歩行器の構成

Walking assist device + Standing assist device = Active Walker

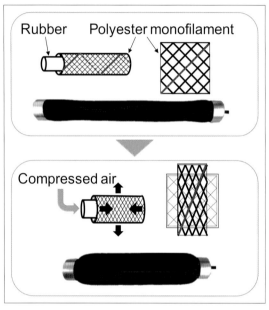

Rubber　Polyester monofilament

Compressed air

図 2. McKibben 型人工筋肉の構造と
動作メカニズム

アクティブ歩行器の概要

1．アクティブ歩行器の基本的構造
本装置の概要を図 1 に示す．本装置は，後述の歩行支援機構と起立支援機構からなる．

2．McKibben 型人工筋肉
本装置では，歩行支援機構のアクチュエータとして McKibben 型人工筋肉を使用している．McKibben 型人工筋肉の構造と動作メカニズムを図 2 に示す．内部のチューブに圧縮空気を注入すると，チューブは半径方向に膨張する．そして，このとき生じる円周方向の張力が，繊維コードにより軸方向の強力な収縮力に変換される．本装置で用いている人工筋肉は，通常時直径 1.5 インチで，0.5 MPa の圧縮空気の注入により 2,000 N 以上の収縮力を発生する．

3．システム構成
システム構成を図 3 に示す．アクティブ歩行器の操作はコントローラへのボタン入力で行う．起立支援機構は DC モータとモータドライバで構成する．起立支援機構では，コントローラのボタン操作により，モータドライバを介して DC モータを駆動し，起立動作を行う．歩行支援機構では，同様にボタン操作により電磁弁の開閉を行い，コンプレッサからの圧縮空気を McKibben 型人工筋肉へ送り，歩行動作を行う．

4．起立支援機構
図 4 に示す起立支援機構は，DC モータ（図 4-①）を動力として台形ネジ棒（図 4-②）を回転させ，装具と装着者を持ち上げて座位から立位への変形を行う．

ブ歩行器の概要を述べ，数名の遷延性意識障害者に利用していただいたので，利用者の感想を紹介する．

　一方，病院やリハビリテーションセンターでは，脳梗塞などの後遺症による軽度の片麻痺患者（不全麻痺患者など）の短期のリハビリテーションが行われている．片麻痺患者は 29 万人[10] と多く（平成 25（2013）年），訓練装置の市場ニーズが高い．そこで本研究では，不全麻痺を対象にユーザビリティーと汎用性を考慮したアクティブ歩行器の改良を行ったので報告する．

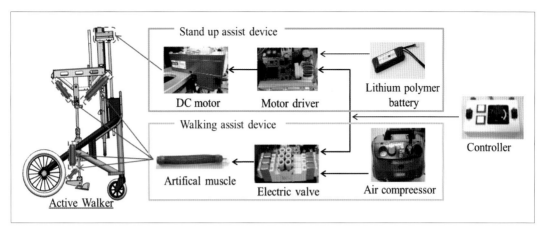

図 3. システム構成

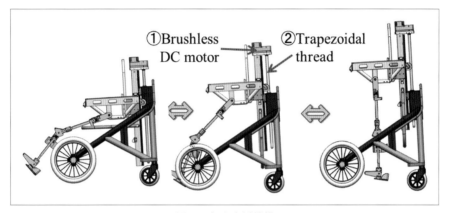

図 4. 起立支援機構

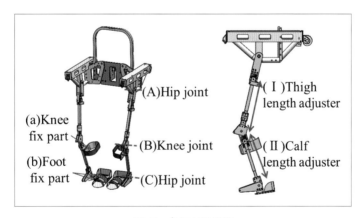

図 5. 歩行支援機構

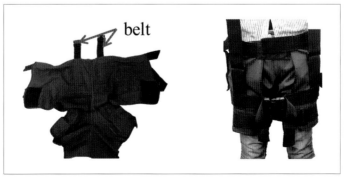

図 6. 吊り下げ用腰ハーネス

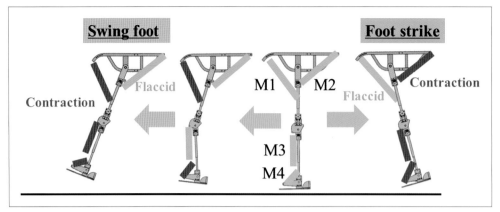

図 7. 人工筋肉を用いた歩行動作の実現

5. 歩行支援機構

　図5に歩行支援機構を示す．股関節，膝関節，足首関節に，それぞれピッチ軸(図5-A，B，C)を設けている．大腿部(図5-Ⅰ)と下腿部(図5-Ⅱ)の下肢装具の長さは調整することができる．まず吊り下げ用腰ハーネス(図6)を着用者に事前に装着し，ハーネスに付属するベルトを介して身体を装置に固定するとともに，膝部(図5-a)，足部(図5-b)をベルトで固定する．歩行支援機構には，アクチュエータとして異なる長さのMcKibben型人工筋肉を片足に4本ずつ(図7-M1～M4)配置している．人工筋肉の長さはそれぞれM1：380 mm，M2：350 mm，M3：180 mm，M4：130 mmである．振り出しの際には，まずM1の人工筋肉を収縮させることで前方へ脚全体を引き上げる動作を行う．この際，M4の人工筋肉も収縮させることで，足首関節を屈曲させ，足裏と床の間のクリアランスを確保する．その後，M3の人工筋肉を収縮させることで膝を伸展させ，踵から足裏を接地させる．蹴り出しの際には，M1の人工筋肉を弛緩させ，M2の人工筋肉を収縮させることで脚全体を後方に引く．このとき，M3，M4の人工筋肉を収縮させ，膝を伸ばすことにより，足底に体重がかかった状態で床を蹴り出すことができる．

遷延性意識障害者の感想

　遷延性意識障害者5名(被験者 A～E)がアクティブ歩行器を使用した．被験者は全員，臥位で生活をしている．上半身で自分の体を支えることができないため，従来の歩行器や装具を用いた歩行訓練を行うことはできない．

　アクティブ歩行器による訓練内容は被験者の症状に合わせて，起立，床に足裏を着けた歩行，床に足裏を着けないで脚を動かす脚振りを，適宜組み合わせて行った．

　なお，本研究は，被験者やその保護者の求めに応じたもので，被験者の保護者には本研究の目的，進行および結果の取り扱いなどを事前に十分説明し，同意を得たうえで行った．実験中は起立性低血圧の発症を懸念し，血圧の低下，脈拍の変化，顔色の変化，下肢のうっ血などの観察を行った．

1. 被験者 A

　被験者 A(図8-A)は事故により重度脳外傷を負い，遷延性意識障害を負った．右半身の片麻痺であり，左半身は動くが，自分の意思で動かすのは困難な状態である．現在は週1回の訪問リハビリテーションで関節可動域訓練や端座位訓練，PTが被験者を抱えての立位の訓練を行っている．

　アクティブ歩行器による訓練では，立位訓練と歩行訓練を行った．被験者 Aは自力で頭を支えることが困難なため，頸部にOSSUR社製のフィラデルフィア頸部カラーを装着し，頸部を固定した．約5分間立位状態を維持した後，約5分間健常者と同様の歩行ができた．

2. 被験者 B

　被験者 B(図8-B)は，事故により頭部外傷を負い，遷延性意識障害を負った．全麻痺で足首に尖足がみられる．現在は毎日20分程度端座位の訓練を行っている．

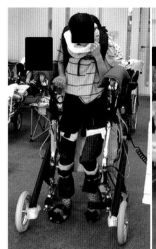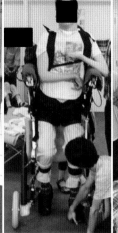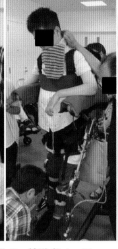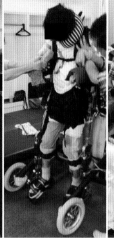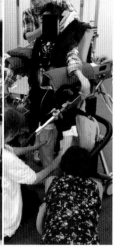

A | B | C | D | E

図 8．被験者 A～E

　アクティブ歩行器による訓練では，立位訓練と歩行訓練を行った．約 2 分間立位を維持し，その後約 5 m の距離を歩行し，訓練を終了した．被験者 B は歩行訓練をすることにより，歩けていた頃の歩行のイメージを取り戻すことができ，歩行のイメージトレーニングが可能になった，と指談により意思表示した．

3．被験者 C

　被験者 C（図 8-C）は，事故により外傷性くも膜下出血および脳挫傷を負い，遷延性意識障害を負った．全麻痺であり，足首に尖足がみられる．

　アクティブ歩行器による訓練では，立位訓練および床に足裏を着けない状態での脚振り訓練を行った．被験者 C も自力で頭を支えることが困難なため，頚部に被験者 A と同様のフィラデルフィア頚部カラーを装着し，頚部を固定した．約 3 分間立位状態を維持した後，約 5 分間脚振り訓練を行った．被験者 C は，歩行器の脚振りの動作によって，普段のリハビリテーションとは全く異なる脳への刺激が入ること，また，アクティブ歩行器による脚振りの動作に合わせて自分の脳でも動かす指令を出すことで，全身の神経がつながる感覚があったと指談により意思表示した．

4．被験者 D

　被験者 D（図 8-D）は，心臓発作が原因で遷延性意識障害を負った．現在は全身のマッサージや PT が被験者を抱えての立位の訓練を行っている．

　アクティブ歩行器による訓練では，立位訓練と床に足裏を着けない状態での脚振り訓練の後，床に足裏を着けた歩行訓練を行った．約 2 分間立位状態を維持した後，約 4 分間脚振り動作を行い，約 5 m の距離を歩行した．被験者 D は，アクティブ歩行器での立位動作は PT による立位訓練とは異なる動作となるため，端座位から立位への体位変換の最中から脳への刺激が入り出すと指談により意思表示した．また，脚振り動作により，特に脚を後ろに引く動作の際に強く脳への刺激が生まれ，病後に途切れていた体の神経と脚の神経がつながった感覚があったそうだ．歩行動作を繰り返すことにより，自分で脚を動かす感覚が生まれ，自分で歩いていた頃の感覚を取り戻すことができたと指談により意思表示した．

5．被験者 E

　被験者 E（図 8-E）は，1 歳のときに事故により心肺停止となり，低酸素脳症が原因で，遷延性意識障害を負った．体に強い拘縮と変形があり，5 人の被験者のうち最も重症である．現在は，週 1 回の訪問リハビリテーションで体を緩めるリハビリテーションを行っている．

　アクティブ歩行器による訓練では，約 4 分間の立位訓練を行った．立位姿勢の間は，介助者が拘縮した膝を伸ばし，踵を地面に押し付けることで，健常者の立位姿勢のように足裏で荷重を受けて立つことができた．被験者 E は，今まで立ったことがなかったが，アクティブ歩行器の立位訓練により，立つイメージを持つことができたと指談

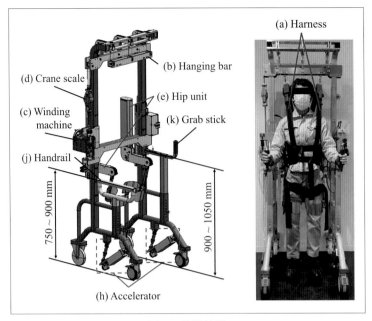

図 9. 装置外観

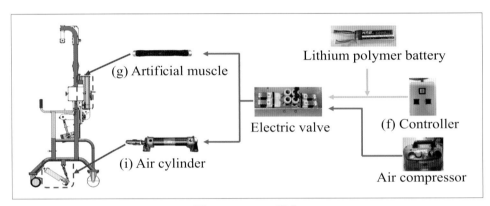

図 10. システム構成

により意思表示した.

アクティブ歩行器の改良

対象は片麻痺などの不全麻痺とし,基本的には支えがあれば立つことができる状態のため,装着は立位で行う.したがって,上述のように,立ち上がりや,膝関節・足首関節の動作補助は行わず,股関節の屈曲伸展と,免荷機能のみとした.その代わりに,腰幅の調整や様々な手すり形状とその高さ調整を可能にし,前後からの第三者のアクセスを容易にする構造とした.

また,装置は約 50 kg と重く,股関節の屈曲だけでは前進が困難であった.そのため,股関節の屈曲に合わせて装置全体を前進させる加速機構も追加したので紹介する.

1. 装置概要

本装置の概要と装着時の様子を図 9 に,システム構成を図 10 に示す.使用方法は以下の ①〜④ の流れとなる.① ハーネス(図 9-a)を着て,ハーネスを吊り下げバー(図 9-b)に接続する.② 巻き上げ機(図 9-c)を手回しし,吊り下げバーを上昇させ免荷していく.免荷量はクレーンスケール(図 9-d)に表示される.③ 目的の免荷量になったら,股関節ユニット(図 9-e)を適切な腰幅,股関節高さに合わせて装着する.④ コントローラ(図 10-f)を操作し,股関節ユニット内の McKibben 型人工筋肉(図 10-g)に圧縮空気が送られ歩行動作が実行される.同時に,加速器(図 9-h)内のエ

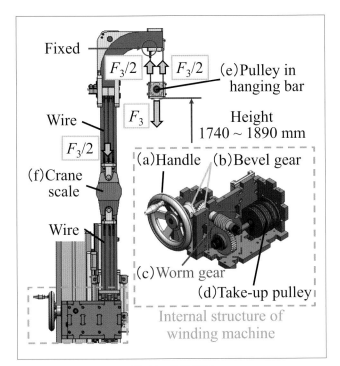

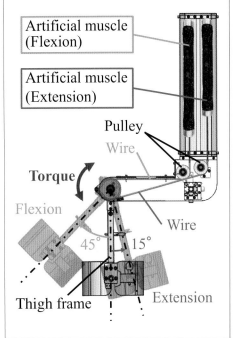

図 11. 免荷機構 　　　　　　　　　　　図 12. 股関節機構

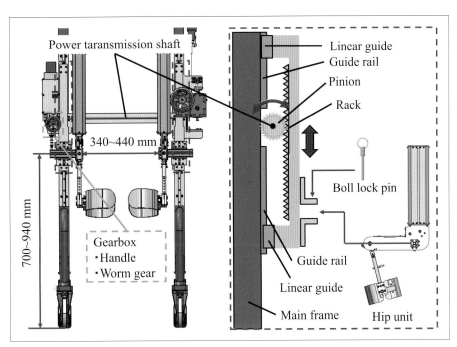

図 13. 腰幅調節と股関節高さ調節機構

アシリンダ(**図 10-i**)にも圧縮空気が送られ，エア
シリンダの推進力で本装置が前進する．これによ
り装着者は他者の力を借りずに歩行訓練を行うこ
とができる．また，装着者は体を支持するために，
手すり(**図 9-j**)，またはつかまり棒(**図 9-k**)を使用
できる．これらは使用者に合わせて付け替えや高

さ調節ができる．また，**図 9** に示すように，装着
者の前後にスペースができる構造とし，これによ
り，セラピストなどが装着者に容易にアクセスで
きる．

2．免荷機構
　図 11 に免荷機構概要を示す．巻き上げ機は，ハ

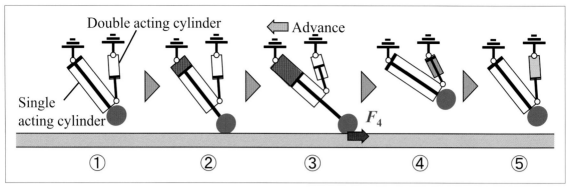

図 14. 加速機構の動作原理

ンドルを回すことで，ハンドル(**図11-a**)⇒傘歯車
(**図11-b**)⇒ウォームギア(**図11-c**)⇒巻き上げ
プーリ(**図11-d**)へとトルクが伝達されるため，ワ
イヤは巻き上げプーリ(**図11-d**)に巻き取られ，滑
車になっている吊り下げバー(**図11-e**)が上昇す
る．巻き上げ停止時にはウォームギア(**図11-c**)の
セルフロック特性により吊り下げバー(**図11-e**)
の位置は保持される．なお，クレーンスケール(**図
11-f**)は巻き上げ機側のワイヤと吊り下げバー側
のワイヤの間に位置するため，表示される値は実
際の免荷量の半分になる．本装置は体重100 kg,
身長180 cm まで対応できるように，最大吊り下
げバーの高さは1,890 mm，最大許容免荷量は119
kg と設計した．

3．股関節屈曲伸展機構

股関節ユニットを**図12**に示す．2 本の McKib-
ben 型人工筋肉によりワイヤを引き，屈曲，伸展
方向に脚フレームを回転させる．屈曲は最大で
45°，伸展は最大15°とした．設計トルクは，体重
100 kg の人が45°屈曲するときのトルク37 Nm 以
上となるように，39.5 Nm(0.5 MPa 供給時)以上
とした．また，供給する圧縮空気の圧力を調節す
ることで，出力トルクを増減できる．

腰幅調節と股関節高さ調節機構を**図13**に示す．
人間の腰幅は 289〜370.5 mm，股関節高さは
704〜939 mm 程度である[11]．装置の腰幅は，服の
厚みや腰が動くことを考慮し，340〜440 mm とし
た．ボールロックピンを通す穴を変えることで20
mm 毎に調節できる．股関節高さは700〜940 mm
と設計した．ギアボックスのハンドルを回すこと
でウォームギアを介し動力伝達軸が回転し，ピニ

オンが回転してラックが上下移動することで，股
関節高さを調節できる．非回転時は，ウォームギ
アにより股関節高さは保持される．

4．加速機構

加速機構の動作原理を**図14**に示す．この機構
は，単動タイプと複動タイプのエアシリンダで構
成する．1 歩につき ① ⇒ ② ⇒ ③ ⇒ ④ ⇒ ⑤ ⇒
① の動作を左右同時に1回繰り返す．① は歩行動
作をしない状態である．コントローラの歩行ボタ
ンを押すと，単動シリンダに圧縮空気が送られ先
端が伸び，単動シリンダ先端が床に接触する
(②)．そこからさらに単動シリンダが伸びること
で床を蹴り進む(③)．その後，単動シリンダを排
気し，複動シリンダ下側に圧縮空気を送ることで
単動シリンダ先端を床から離す(④)．次に複動シ
リンダ下側を排気し，複動シリンダ上側に圧縮空
気を送り複動シリンダを伸ばす(⑤)．最後に複動
シリンダ上側を排気して ① の状態に戻る．

まとめ

本稿では，これまでに開発してきた，寝たきり
や完全麻痺の方でも転倒の心配がなく，起立支援
と歩行支援を行うことができるアクティブ歩行器
の概要，および，遷延性意識障害者に試乗してい
ただいた感想を紹介した．長期間歩行していない
歩行障害者でも，アクティブ歩行器による歩行動
作再現により，脚と体全体の神経に刺激を感じ，
また立位や歩行のイメージを得ることができると
いうことがわかった．

加えて，病院やリハビリテーションセンターで
は，支えがあれば立位が保てる不全麻痺の方が多

いことから，立位で装置に装着し，免荷と股関節の屈曲伸展機能のみで歩行器の機能としては簡易化したが，腰幅調整や手すりの高さや種類変更，前後からのアクセスが容易なユーザビリティーを考慮した新たなアクティブ歩行器も開発した．今後は，この装置も試していただき，実用化に向けた改良を進めたい．

文　献

1）厚生労働省：介護保険事業状況報告 令和元(2019)年11月分，p.2，2019.
　　Summary 2019年版の介護保険事業状況報告.

2）久保田競：脳科学の進歩とニューロリハビリテーション．理学療法，24：1523-1531，2007.
　　Summary 脳の可塑性による機能回復に関する報告.

3）田辺茂雄ほか：脊髄損傷対麻痺者用歩行補助ロボット Wearable Power-Assist Locomotor (WPAL)(ウーパル)．バイオメカニズム会誌，37(2)：105-109，2013.
　　Summary 歩行補助ロボットに関する文献.

4）余　永ほか：促通的振動刺激・筋力補助機能を有する下肢装具装着型片麻痺歩行訓練装置の開発．日本ロボット学会誌，33(7)：497-504，2015.
　　Summary 歩行訓練装置に関する文献.

5）武田祐貴ほか：脳卒中急性期の理学療法におけるロボットスーツ HAL 導入の効果．理学療法科学，30(4)：577-582，2015.
　　Summary 歩行補助ロボットに関する文献.

6）三好　扶ほか：水中歩行のバイオメカニクス．*Jpn J Rehabil Med*，42(2)：138-147，2005.
　　Summary 水中歩行訓練に関する文献.

7）賀好宏明ほか：歩行支援ロボットとその臨床効果．産業医科大学雑誌，31(2)：207-218，2009.
　　Summary 歩行補助ロボットに関する文献.

8）Kobayashi H, et al：Development of an Active Walker and Its Effect. Third Asia International Symposium on Mechatronics, pp. 381-386, 2008.
　　Summary 歩行訓練装置に関する文献.

9）原田祐維ほか：大人用アクティブ歩行器の開発(福祉ロボティクス・メカトロニクス(3)．ロボティクス・メカトロニクス講演会講演概要集，2A2-U09(1)-2A2-U09(3)，2012.
　　Summary 本報告の元となる装置に関する文献.

10）内閣府：平成25年版　障害者白書，p.299，2013.
　　Summary 国内の障害者に関する白書.

11）河内まき子，持丸正明：2006：AIST/HQL 人体寸法・形状データベース2003，産業技術総合研究所，H18PRO-503.
　　Summary 人体の寸法のデータベース.

MB Med Reha **No.263** : 70-74, 2021

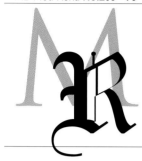

特集／障害児の移動能力を考える

小児の感覚認知機能と運動・移動

芳賀信彦*1　藤原清香*2　真野浩志*3

Abstract　成人の運動・移動には，感覚・認知が影響する．小児の感覚や認知機能の発達・発育は十分に解明されていないが，小児においても感覚・認知が運動・移動に影響を与え，加齢に伴ってそれが変化している可能性がある．先天的に全身の温痛覚が消失する先天性無痛症では，下肢を中心に骨折，脱臼，骨壊死などの骨関節病変を引き起こすことが多く，これには歩行様式の特徴が関係している可能性がある．ビデオを用いた二次元動作解析では，heel-rocker における足の角速度が若年小児で健常児より大きく，年長児では差がなかった．これは痛覚や固有受容感覚の消失・低下が運動制御に影響し，踵接地時に足が受ける衝撃が大きいことを示唆している．先天性四肢形成不全の小児で自画像の描画や言語の認知を調査すると，四肢の認知が低下していた．義肢の使用による運動スキルの改善に，この認知低下の改善が関係している可能性がある．

Key words　感覚認知（sensory cognition），感覚障害（sensory disturbance），移動（ambulation），障害児（disabled child）

はじめに

　国際生活機能分類（International Classification of Functioning, Disability and Health；ICF）における「活動と参加」には「運動・移動（mobility）」という項目があり，さらにその中に「歩行と移動」が含まれている．この移動とは，這うこと，昇り降りすること，走ることなどである．歩行を含むヒトの移動には，運動の出力系である筋骨格系のみならず，感覚認知機能が大きく関与している．例えば視覚障害者が安全に移動するために，白杖を用いたり，介助者を必要とすることは言を俟たない．視覚障害に聴覚障害が加わるとさらに入力情報が制限されるため，移動への支障が大きくなる．本稿では体性感覚と四肢の認知に絞って，小児の運動・移動との関係を論じる．

　体性感覚障害による運動制御の異常の中で最も顕著な例は，19歳のときにウイルス感染により頸部以下のすべての触覚と深部感覚を失った Ian Waterman という男性である．彼は運動麻痺がなかったにもかかわらず，当初ベッドの上で体を動かすことができなくなった[1]．やがて深部感覚を視覚で補うことで徐々に体を動かすことができるようになったが，感覚障害は回復しておらず，彼の上肢の動きはぎこちなく，歩容も滑らかではない．この事実は，ヒトにおける運動・移動に体性感覚入力がいかに大きな役割を果たしているかを示している．脊髄癆など脊髄後根・後索の障害では，Romberg 徴候が陽性になる．これは開眼していると静止立位が可能であるが，閉眼すると身体が動揺するもので，深部位置覚低下が視覚により代償されないために運動制御が阻害されるもので

*1 Nobuhiko HAGA, 〒113-8655　東京都文京区本郷7-3-1　東京大学医学系研究科リハビリテーション医学, 前教授
*2 Sayaka FUJIWARA, 同大学医学部附属病院リハビリテーション科, 講師
*3 Hiroshi MANO, 静岡県立こども病院リハビリテーション科, 科長

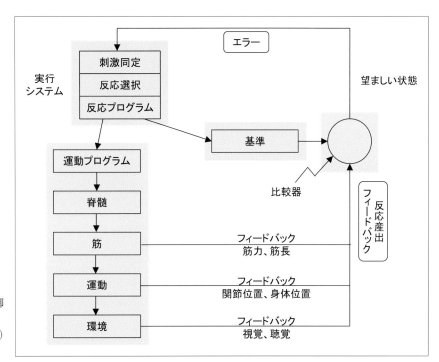

図 1.
運動における閉回路制御
システム
　（文献 2 より引用改変）

ある．このような感覚入力と運動出力との関係は，**図 1** の概念図のようにまとめることができる[2]．実行システムは刺激の同定，反応の選択，反応のプログラムという意思決定過程からなり，脊髄における下位中枢に対する指令を作成する運動プログラムに指令を送る．脊髄による筋収縮は筋力・筋長といったフィードバックを，筋収縮による運動は関節位置や身体位置というフィードバックを，運動による環境内における変化は視覚や聴覚などによるフィードバックを生み出す．これらのフィードバックは比較器によって予測された状態と対比され，その結果は実行システムに返還される．

　四肢の体性感覚が低下すると，四肢の認知が障害され，さらにこれが運動・移動に影響する可能性がある．しかしこれらの関係性には未解明の部分が多い．四肢の切断に伴って生じる幻肢のメカニズムの解明は進んでおり，感覚や認知と運動との関係で論じられることもある．一方，小児の四肢切断や先天性形成不全では幻肢が少ないという報告もあるが，その真実性や理由は明らかでない．

小児における感覚と移動

　小児の運動発達はよく知られており，これには感覚認知・感覚入力が大きく関係している可能性がある．発達障害児の一部に運動発達の遅れがあり，また感覚異常を伴う発達障害児は多いが，これらの関係性は十分に解明されていない．

　感覚機能自体の発達・発育に関する研究は不十分である．新生児期までについて，触覚は胎齢早期から発達するが，新生児に対する触覚刺激では，脳の体性感覚野の活動が成人とは異なることが報告されている[3]．痛覚に関しては，出生時に感覚受容器から脊髄，視床までの上行路はできているが，発達過程では Aβ 線維を主として脊髄が成長するものの，髄鞘化も形成過程で完了するまでには時間がかかること，視床からのニューロンは皮質まで到達しておらず，その中心的な領域となる体性感覚野はまだ特異化されていないことが報告されている[4]．正常小児の感覚神経伝導速度は，運動神経伝導速度と同様に成人よりも遅く，3〜4 歳で成人の正常値下限になり，その後加齢に伴い増加する[5]．しかし，これはあくまでも伝導速度の変化であり，感覚入力の程度の変化を表すものではない．中枢神経系の感覚路の髄鞘化が生後 12 か月頃までに生じるという病理学的研究に基づき，正常小児の体性感覚誘発脳磁野を計測した研究では，運動発達に伴い体性感覚機能が変化

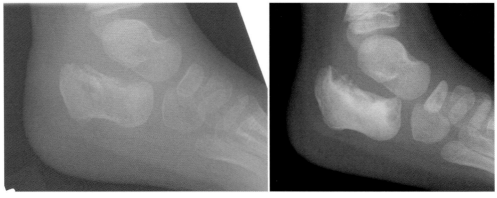

図 2. 先天性無痛無汗症の 3 歳，女児　　　　　　　　　　　　　　　　　　　　a｜b
明らかな外傷なく踵骨骨折を生じ(a)，8 か月後には変形を残して治癒した(b)．

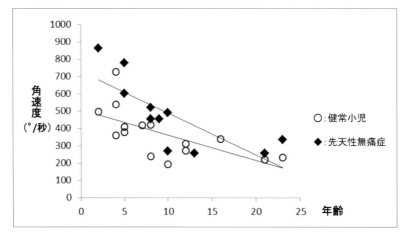

図 3. 先天性無痛症児の歩行時 heel-rocker における角速度
10 歳以下の先天性無痛症児では健常小児に比較し角速度が大きい．
（文献 8 より引用改変）

することが示唆されている[6]．

感覚障害を示す小児疾患として，我々は先天性無痛症の臨床と研究にかかわっている．本症は全身の無痛を主症状とする希少難病で，遺伝性感覚・自律神経性ニューロパチー（hereditary sensory and autonomic neuropathy；HSAN）に含まれる．HSAN の IV 型は先天性無痛無汗症とも呼ばれ，全身の温痛覚消失に，全身の発汗低下または消失，様々な程度の精神発達遅滞や発達障害を示す．HSAN の V 型は全身の温痛覚消失を示すが発汗低下や精神発達遅滞・発達障害を伴わない疾患である．いずれも常染色体劣性遺伝形式をとり，*NTRK1*（neuropathic tyrosine kinase receptor type 1）や *NGFB*（nerve growth factor beta）の遺伝子変異がある．病理学的には末梢神経の Aδ 線維および C 線維の減少が報告されており，神経機能の障害は主に温痛覚と自律神経に限られ，いずれの疾患も運動麻痺を伴わない．日本に IV 型は 130〜210 人，V 型は 30〜60 人の患者がいると推計されている[7]．

先天性無痛症では，下肢を中心に骨折，脱臼，骨壊死などの骨関節病変を引き起こすことが多い．痛覚が消失しているため患者や家族が気付かないうちに受傷，発症している（**図2**）ことが多く，適切な治療が行われずに Charcot 関節と呼ばれる関節破壊に至ることがある[7]．我々は下肢に多いこれらの病変には歩行様式が関係しているのではないかと考え，ビデオを用いた二次元歩行解析を行った．その結果，踵が地面に接地してから足底全体が接地するまでの heel-rocker と呼ばれる足の動きの際，特に年少児では足の角速度が健常児より大きいことを見出している（**図3**）[8]．これは踵

接地時に足が受ける衝撃が大きいことを示唆しており，痛覚や固有受容感覚の消失・低下が運動制御に影響していると考えた．加齢に伴い健常児との差が目立たなくなる理由は不明であるが，前述のように小児の体性感覚は加齢に伴い変化する（成人に近づく）ため，先天性無痛症で障害を受けない触覚などの体性感覚により代償機能が働くようになることがまず考えられる．これ以外に，リハビリテーション診療あるいは親の指導を通じて，患者に対して外傷を予防する歩容に関する教育が行われており，この効果として健常児との差が少なくなる可能性もある．

先天性無痛症に類似した下肢の障害は，糖尿病患者にもみられる．血糖のコントロールが不十分な糖尿病患者は末梢神経障害を示し，特に下肢の遠位から末梢神経に軸索変性を生じる．障害は感覚神経のみならず運動神経にも及び，さらに血流障害，終末糖化産物(advanced glycation end-products；AGEs)による影響も加わり，糖尿病性足病変と呼ばれる皮膚潰瘍，足部変形，関節破壊につながる．糖尿病患者の歩行では，heel-rockerの間，感覚入力低下による足関節・膝関節における筋活動の遅れがある．足底全体が接地してから踵が離れるまでの間では，感覚入力低下が片脚支持と歩行の不安定性に影響する[9]．これらの結果，糖尿病患者の歩行では，歩行速度の低下，歩隔の拡大，両脚支持期時間の延長を認める．足底圧は，前足部・中足部・後足部とも高くなる[10]．これらの特徴の一部は，先天性無痛症の歩行に類似している．

四肢の麻痺・欠損を示す小児の認知と運動・移動

四肢の麻痺や欠損を示す小児が，自身の四肢をどのように認知しているのかは運動・移動に関係している可能性がある．下肢に先天的な運動麻痺と感覚障害を示す二分脊椎の小児に自画像を描かせた研究では，健常児と比べ下肢や体幹を描くことが少なく，下肢・体幹の自己認識が低い可能性が示されている[11]．我々が二分脊椎症小児の体の

部位に関する言語認知を調査した研究では，麻痺部位である足部のほか，相同器官である手部に対する言語的認識も低下していた．

我々は先天性四肢形成不全についても，自身の体の認知に関する研究を行っている．下肢形成不全では，自画像の描画では健常児と差がないが，言語認知に関しては，体幹，四肢の正答率が健常児より低かった[12]．また上肢形成不全では，自画像の描画では健常児と比較し手を描くことが少なく，また言語認知に関しては上肢・下肢の正答率が健常児より低かった[13]．上肢形成不全では，義手の導入と作業療法により運動スキルの低下が軽減することがわかっている[14]．これには上肢の認知の改善が関係しているか否かは不明であり，今後の課題である．

文　献

1) Cole J：Pride and a Daily Marathon, MIT Press, 1995.
2) Schmidt RA(著)，調枝孝治(監訳)：運動学習とパフォーマンス．大修館書店，pp. 47-64, 1994.
3) 吉永陽一郎：新生児乳児の感覚機能の発達とコミュニケーション　触覚：タッチケア，カンガルーケア．周産期医，49：1593-1595, 2019.
4) 側島久典：新生児の疼痛感覚の生理学的特徴と発達．周産期医，49：1094-1098, 2019.
5) 安部治郎：正常小児の末梢神経伝達の種々のパラメーターに関する研究(その1)正中神経について．大阪大医誌，41：1-12, 1989.
6) 權藤健二郎ほか：脳磁図を用いた発達障害児における体性感覚の発達の検討．臨神生，29：285-292, 2001.
7) Haga N, et al：Hereditary sensory and autonomic neuropathy types Ⅳ and Ⅴ in Japan. *Pediatr Int*, 57：30-36, 2015.
8) Zhang Y, et al：Two-dimensional video gait analyses in patients with congenital insensitivity to pain. *Dev Neurorehabil*, 16：266-270, 2013.
Summary　先天性無痛症の小児11名の歩行をビデオカメラで解析．年少患者は歩幅と歩行速度，heel-rocker の角速度が大きい．
9) Wrobel JS, et al：Diabetic foot biomechanics and

gait dysfunction, *J Diabetes Sci Technol*, **4**：833-845, 2010.

10）Fernando M, et al：Biomechanical characteristics of peripheral diabetic neuropathy：A systematic review and meta-analysis of findings from the gait cycle, muscle activity and dynamic barefoot plantar pressure. *Clin Biomech*, **28**, 831-845, 2013.

11）Mobley CE, et al：Self-perceptions of preschool children with spina bifida. *J Pediatr Nurs*, **11**：217-224, 1996.

12）Mano H, et al：Body knowledge in children with congenital lower limb deficiency. *Pediatr Int*, **61**：158-165, 2019.

13）Mano H, et al：Body knowledge in children with congenital upper limb deficiency. *Brain Nerve*, **72**：445-451, 2020.

Summary 先天性上肢形成不全の小児 6 名の自画像では手と鼻の描画が少なく，言語認知では上肢・下肢の正答率が低い．

14）Mano H, et al：Effect of prostheses on children with congenital lower limb deficiencies. *Pediatr Int*, **62**：1039-1043, 2020.

第23回日本褥瘡学会学術集会

日　　時：2021年9月10日(金)〜11日(土)

会　　長：安部　正敏(医療法人社団廣仁会 札幌皮膚科クリニック)

開催形式：WEB開催　※ライブ配信(一部のセッション)＋後日オンデマンド配信あり

テ ー マ：褥瘡を学ぶ新しいかたち 〜仮想空間のふれあいが未来をひらく〜

問い合わせ：第23回日本褥瘡学会学術集会　運営事務局

　　　　　株式会社春恒社　コンベンション事業部

　　　　　〒169-0072　東京都新宿区大久保2-4-12

　　　　　新宿ラムダックスビル

　　　　　TEL：03-3204-0401　FAX：03-5291-2176

　　　　　E-mail：jspu23@c.shunkosha.com

詳細はホームページをご覧ください。

https://www.jspu23.jp/

第42回臨床歩行分析研究会定例会

会　　期：2021年9月12日(日)

会　　場：オンライン開催

テ ー マ：臨床歩行分析の可能性

大会長：大塚 圭(藤田医科大学 保健衛生学部 リハビリテーション学科)

Ｕ Ｒ Ｌ：https://www.fujita-hu.ac.jp/〜42gait_analysis/42gait_analysis/

プログラム

　大会長講演：「臨床歩行分析の可能性」

　特別講演：名倉武雄 先生(慶應義塾大学)

　　　　　　「歩行解析による運動器疾患の評価—変形性膝関節症を中心に」

　ランチョンセミナー：中島一誠 先生(トヨタ自動車)

　　　　　　「リハビリテーション支援ロボットの最新歩行分析技術」(仮題)

一般演題募集期間：2021年3月15日〜5月31日

事前参加登録期間：2021年4月1日〜8月31日

事務局：

　藤田医科大学保健衛生学部リハビリテーション学科内

　〒470-1192　愛知県豊明市沓掛町田楽ヶ窪1-98

　谷川広樹

　E-Mail　42gait_analysis@fujita-hu.ac.jp

病院歯科介護研究会　第23回総会・学術講演会

大会長：松永一幸(脳神経センター大田記念病院 歯科)
実行委員長：伊東昌洋(長島病院 歯科)
テーマ：『多職種ではじめる脳卒中地域連携』
　　　　～脳卒中・循環器病対策基本法2019施行を受けて口腔管理はどうあるべきか～
開催形式：Web開催　※ライブ配信＋オンデマンド配信(11月8日～12月8日)
ライブ配信日時：2021年11月7日(日)9：55～16：20
プログラム
　9：55～10：00　開会挨拶　松永一幸(病院歯科介護研究会第23回総会・学術講演大会長)
　10：00～11：10　基調講演　「脳卒中・循環器病対策基本法の成立までの背景
　　　　　　　　　　　　　　　　　—足利赤十字病院における医科歯科連携—」
　　　　　　　　　座長：小林芳友(積善病院歯科診療部長)
　　　　　　　　　演者：小松本悟(足利赤十字病院名誉院長)
　11：20～12：30　教育講演①「脳卒中地域連携における歯科の役割」
　　　　　　　　　座長：園井教裕(岡山大学大学院医歯薬学総合研究科附属医療教育センター助教)
　　　　　　　　　演者：古屋純一(昭和大学歯学部高齢者歯科学講座准教授)
　12：40～13：50　教育講演②「多職種連携のために歯科がなすべきこと」
　　　　　　　　　座長：郡山達男(脳神経センター大田記念病院院長)
　　　　　　　　　演者：吉田光由(広島大学大学院医系科学研究科先端歯科補綴学准教授)
　14：00～16：20　シンポジウム
　　　　　　　　　・「多職種からみた口腔管理の課題」
　　　　　　　　　座長：松永一幸(脳神経センター大田記念病院歯科医長)
　　　　　　　　　・「その先にあるものを見据えた言語聴覚療法の提供」
　　　　　　　　　演者：時田春樹(川崎医療福祉大学リハビリテーション学部言語聴覚療法学科准
　　　　　　　　　　　　　　　　教授/一般社団法人広島県言語聴覚士会会長)
　　　　　　　　　・「保健師の立場でみる脳卒中後遺症の方々の口腔管理の重要性と，人生の最終
　　　　　　　　　　　段階に向けて」
　　　　　　　　　演者：田原久美子(地域密着型特別養護老人ホーム五本松の家施設長)
　　　　　　　　　・「多職種で行う口腔管理がもたらす好循環～歯科衛生士の役割～」
　　　　　　　　　演者：吉田泰子(脳神経センター大田記念病院歯科診療課)
　　　　　　　　　総合討論
　　　　　　　　　座長：松永一幸(脳神経センター大田記念病院歯科医長)
　　　　　　　　　助言者：郡山達男(脳神経センター大田記念病院院長)
　　　　　　　　　助言者：古屋純一(昭和大学歯学部高齢者歯科学講座准教授)
　一般社団法人日本老年歯科医学会認定制度更新単位
　日本歯科衛生士会認定更新研修
　※以下の認定単位研修も申請中です.
　公益社団法人日本歯科衛生士会専門研修・認定更新生涯研修

参加費
・事前登録(～10月3日)
　病院歯科介護研究会会員 3,000円
　会員外医師・歯科医師　6,000円
　歯科衛生士・その他　　5,000円
　※学生(大学院を除く)は無料です.
　ただし，事前参加登録が必要です.
・直前登録(10月4日～10月15日)
　病院歯科介護研究会会員 5,000円
　会員外医師・歯科医師　7,000円
　歯科衛生士・その他　　6,000円
　※病院歯科介護研究会会員価格の適応は申し込み時点で会員会費完納者に限ります.
申込方法
　参加申込書を10月15日(日)までに，FAXにて送付またはホームページから申し込みください.
　振込先および振込額をE-mailでお知らせします.
　HP http://woci.news をご参照ください.
　主催：病院歯科介護研究会　共催：日本老年歯科医学会岡山支部

お問い合わせ先
　病院歯科介護研究会第23回総会・学術講演会大会事務局(新庄村国民健康保険歯科診療所)
　TEL：0867-56-3056　FAX：0867-56-3434　E-mail：hisanobu@mx9.tiki.ne.jp

第 46 回日本足の外科学会学術集会

会　期：2021 年 11 月 11 日（木）〜11 月 12 日（金）

学会長：熊井　司（早稲田大学スポーツ科学学術院教授）

会　場：早稲田大学　早稲田キャンパス　大隈記念講堂

　　　　　〒169-8050 新宿区西早稲田 1-6-1

　　　　リーガロイヤルホテル東京

　　　　　〒169-8613 東京都新宿区戸塚町 1-104-19

テーマ：足の学び舎—足を診る，考える，そして知る

同時開催：第 1 回足の運動機能を語る会　11 月 12 日（金）於：大隈記念講堂小講堂

　（近年の高まるニーズのもと，足の理学療法，機能療法など運動器についての基礎及び臨床研究の
　場として，理学療法士，アスレチックトレーナーなどの有資格者セラピストによる会員制研究会
　の発足を目指し，足の外科医との交流・情報共有を試みる会）

学会ホームページ：https://www.jssf2021.jp/

　　　　　　　　（3 月下旬公開予定）

演題募集期間：5 月中旬〜6 月 25 日（予定）

主催事務局：早稲田大学スポーツ科学学術院

　　　　　　　熊井研究室

　　〒359-1192　所沢市三ケ島 2-579-15

運営事務局：(社)会議支援センター内

　　〒104-0041 東京都中央区新富 1-8-6　SS ビル 3 階

　　TEL：03-6222-9871　FAX：03-6222-9875

　　E-mail：a-csc@a-csc.org

FAX による注文・住所変更届け

改定：2015 年 1 月

　毎度ご購読いただきましてありがとうございます．

　読者の皆様方に小社の本をより確実にお届けさせていただくために，FAX でのご注文・住所変更届けを受けつけております．この機会に是非ご利用ください．

◇ご利用方法

　FAX 専用注文書・住所変更届は，そのまま切り離して FAX 用紙としてご利用ください．また，注文の場合手続き終了後，ご購入商品と郵便振替用紙を同封してお送りいたします．**代金が 5,000 円をこえる場合，代金引換便とさせて頂きます．**その他，申し込み・変更届けの方法は電話，郵便はがきも同様です．

◇代金引換について

　本の代金が 5,000 円をこえる場合，代金引換とさせて頂きます．配達員が商品をお届けした際に，現金またはクレジットカード・デビットカードにて代金を配達員にお支払い下さい(本の代金＋消費税＋送料)．(※年間定期購読と同時に 5,000 円をこえるご注文を頂いた場合は代金引換とはなりません．郵便振替用紙を同封して発送いたします．代金後払いという形になります．送料は定期購読を含むご注文の場合は頂きません)

◇年間定期購読のお申し込みについて

　年間定期購読は，1 年分を前金で頂いておりますため，代金引換とはなりません．郵便振替用紙を本と同封または別送いたします．送料無料，また何月号からでもお申込み頂けます．

　毎年末，次年度定期購読のご案内をお送りいたしますので，定期購読更新のお手間が非常に少なく済みます．

◇住所変更届けについて

　年間購読をお申し込みされております方は，その期間中お届け先が変更します際，必ずご連絡下さいますようよろしくお願い致します．

◇取消，変更について

　取消，変更につきましては，お早めに FAX，お電話でお知らせ下さい．

　返品は，原則として受けつけておりませんが，返品の場合の郵送料はお客様負担とさせていただきます．その際は必ず小社へご連絡ください．

◇ご送本について

　ご送本につきましては，ご注文がありましてから約 1 週間前後とみていただきたいと思います．お急ぎの方は，ご注文の際にその旨をご記入ください．至急送らせていただきます．2〜3 日でお手元に届くように手配いたします．

◇個人情報の利用目的

　お客様から収集させていただいた個人情報，ご注文情報は本サービスを提供する目的(本の発送，ご注文内容の確認，問い合わせに対しての回答等)以外には利用することはございません．

　その他，ご不明な点は小社までご連絡ください．

株式会社 **全日本病院出版会**　〒113-0033 東京都文京区本郷 3-16-4-7 F
電話 03(5689)5989　FAX03(5689)8030　郵便振替口座 00160-9-58753

FAX 専用注文書

5,000 円以上代金引換

ご購入される書籍・雑誌名に〇印と冊数をご記入ください

〇	書　籍　名	定価	冊数
	明日の足診療シリーズ I 足の変性疾患・後天性変形の診かた	¥9,350	
	運動器臨床解剖学—チーム秋田の「メゾ解剖学」基本講座—	¥5,940	
	ストレスチェック時代の睡眠・生活リズム改善実践マニュアル	¥3,630	
	超実践！がん患者に必要な口腔ケア	¥4,290	
	足関節ねんざ症候群—足くびのねんざを正しく理解する書—	¥5,500	
	読めばわかる！臨床不眠治療—睡眠専門医が伝授する不眠の知識—	¥3,300	
	骨折治療基本手技アトラス—押さえておきたい 10 のプロジェクト—	¥16,500	
	足育学　外来でみるフットケア・フットヘルスウェア	¥7,700	
	四季を楽しむビジュアル嚥下食レシピ	¥3,960	
	病院と在宅をつなぐ 脳神経内科の摂食嚥下障害—病態理解と専門職の視点—	¥4,950	
	カラーアトラス　爪の診療実践ガイド	¥7,920	
	睡眠からみた認知症診療ハンドブック—早期診断と多角的治療アプローチ—	¥3,850	
	肘実践講座　よくわかる野球肘　肘の内側部障害—病態と対応—	¥9,350	
	医療・看護・介護で役立つ嚥下治療エッセンスノート	¥3,630	
	こどものスポーツ外来—親もナットク！このケア・この説明—	¥7,040	
	野球ヒジ診療ハンドブック—肘の診断から治療，検診まで—	¥3,960	
	見逃さない！骨・軟部腫瘍外科画像アトラス	¥6,600	
	パフォーマンス UP！　運動連鎖から考える投球障害	¥4,290	
	医療・看護・介護のための睡眠検定ハンドブック	¥3,300	
	肘実践講座　よくわかる野球肘　離断性骨軟骨炎	¥8,250	
	これでわかる！スポーツ損傷超音波診断 肩・肘＋α	¥5,060	
	達人が教える外傷骨折治療	¥8,800	
	ここが聞きたい！スポーツ診療 Q & A	¥6,050	
	見開きナットク！フットケア実践 Q & A	¥6,050	
	高次脳機能を鍛える	¥3,080	
	最新　義肢装具ハンドブック	¥7,700	
	訪問で行う 摂食・嚥下リハビリテーションのチームアプローチ	¥4,180	

バックナンバー申込（※ 特集タイトルはバックナンバー 一覧をご参照ください）

❀メディカルリハビリテーション（No）

No＿＿＿＿　　No＿＿＿＿　　No＿＿＿＿　　No＿＿＿＿　　No＿＿＿＿
No＿＿＿＿　　No＿＿＿＿　　No＿＿＿＿　　No＿＿＿＿　　No＿＿＿＿

❀オルソペディクス（Vol/No）

Vol/No＿＿＿　Vol/No＿＿＿　Vol/No＿＿＿　Vol/No＿＿＿　Vol/No＿＿＿

年間定期購読申込

❀メディカルリハビリテーション	No.		から
❀オルソペディクス	Vol.	No.	から

TEL：　　（　　　）　　　　　　FAX：　　（　　　）

ご住所	〒		
フリガナ			診療科目
お名前		要捺印	

FAX 03-5689-8030 全日本病院出版会行

年　　月　　日

住 所 変 更 届 け

お 名 前	フリガナ	
お客様番号		毎回お送りしています封筒のお名前の右上に印字されております8ケタの番号をご記入下さい。
新お届け先	〒　　　　　都 道 　　　　　　府 県	
新電話番号	（　　　　　）	
変更日付	年　　月　　日より	月号より
旧お届け先	〒	

※ 年間購読を注文されております雑誌・書籍名に✓を付けて下さい。

☐ Monthly Book Orthopaedics （月刊誌）

☐ Monthly Book Derma. （月刊誌）

☐ 整形外科最小侵襲手術ジャーナル （季刊誌）

☐ Monthly Book Medical Rehabilitation （月刊誌）

☐ Monthly Book ENTONI （月刊誌）

☐ PEPARS （月刊誌）

☐ Monthly Book OCULISTA （月刊誌）

Monthly Book Medical Rehabilitation
バックナンバー在庫

2021.6.現在

【2017年増刊号・増大号】◆◇◆◇◆◇◆◇◆◇◆
No.212 摂食嚥下障害リハビリテーション ABC
　　　　編集/出江紳一（増刊号/5,478円）
No.217 知っておきたい！これからの生活期リハビリテーション
　　　　編集/石川　誠（増大号/4,400円）

【2018年】◆◇◆◇◆◇◆◇◆◇◆◇◆◇◆◇◆
No.218 心大血管手術後のリハビリテーション　編集/宮野佐年
No.219 医療ITを活かすチームリハビリテーション　編集/菅原英和
No.220 リハビリテーションから考える高次脳機能障害者への生活支援
　　　　編集/中島八十一
No.221 多職種協働による転倒予防 私たちの取り組み　編集/渡邊　進
No.222 チーム医療の中のリハ医のリーダーシップ―様々なチームシチュエーション―
　　　　編集/岡本隆嗣
No.223 次のリハビリテーションに活きる！私の脳疾患評価
　　　　編集/石合純夫（増刊号/5,478円）
No.224 リハビリテーションを支える栄養管理の知識　編集/栢下　淳
No.225 知っておきたい脳卒中下肢装具の知識　編集/牧野健一郎
No.226 認知症高齢者の摂食嚥下リハビリテーション　編集/大熊るり
No.227 臨床実践！失語症のリハビリテーション　編集/前島伸一郎
No.228 成長期のスポーツ外傷・障害とリハビリテーション医療・医学
　　　　編集/帖佐悦男（増大号/4,400円）
No.229 これからの"地域"づくり―リハビリテーションの視点から―　編集/宮田昌司
No.230 リハビリテーションに活かす ソーシャルワーカーの力　編集/取出涼子

【2019年】◆◇◆◇◆◇◆◇◆◇◆◇◆◇◆◇◆
No.231 心臓リハビリテーションにおける新時代の幕開け　編集/諸冨伸夫
No.232 脳性麻痺のリハビリテーション―障害のある子どもとその家族を支える―
　　　　編集/土岐めぐみ
No.233 高齢者と排泄―アセスメントとケア―　編集/谷口珠実
No.234 在宅医に役立つ生活期における補装具・生活用具の知識
　　　　編集/吉永勝訓
No.235 歩きと姿勢を科学する　編集/長谷公隆
No.236 脳卒中リハビリテーション医療 update
　　　　編集/佐伯　覚（増刊号/5,500円）
No.237 発達障害支援のマイルストーン―就学支援を中心に―　編集/日原信彦
No.238 摂食嚥下障害患者の食にチームで取り組もう！　編集/栢下　淳
No.239 実践！上肢投球障害に対するリハビリテーション　編集/森原　徹
No.240 これでナットク！摂食嚥下機能評価のコツ
　　　　編集/青柳陽一郎（増大号/4,400円）
No.241 認知症早期診断・発症進行予防とリハビリテーション
　　　　編集/近藤和泉
No.242 運動器慢性疼痛マネージメントにおけるリハビリテーション診療の意義と重要性
　　　　編集/木村慎二
No.243 神経難病を在宅でどうみるか　編集/石垣泰則

【2020年】◆◇◆◇◆◇◆◇◆◇◆◇◆◇◆◇◆
No.244 手外科リハビリテーション診療
　　　　編集/金谷文則・大久保宏貴
No.245 車椅子の処方と患者・家族指導のポイント
　　　　編集/高岡　徹
No.246 記憶障害のリハビリテーション診療―私のアプローチ―
　　　　編集/大沢愛子
No.247 緩和ケアとQOL
　　　　―リハビリテーション医療現場でどうアプローチするか―
　　　　編集/宮田知恵子
No.248 パーキンソニズムのリハビリテーション診療
　　　　編集/野﨑園子

No.249 高齢者脊椎疾患リハビリテーションアプローチ
　　　　編集/髙木理彰
No.250 回復期で知っておきたい！ここが分かれ道‼
　　　　症状から引く検査値と画像
　　　　編集/川手信行（増刊号/5,500円）
No.251 今こそ底上げ！回復期リハビリテーション病棟に
　　　　おけるリスク管理
　　　　編集/宮越浩一
No.252 リハビリテーション科医が知っておきたい
　　　　「お口」の知識　編集/弘中祥司
No.253 障害者の健康増進アプローチ　編集/緒方　徹
No.254 足のリハビリテーション診療パーフェクトガイド
　　　　編集/和田郁雄（増大号/4,400円）
No.255 併存疾患をもつ高齢者の骨折のリハビリテーション
　　　　のコツ　編集/大串　幹
No.256 ロボットリハビリテーション最前線　編集/大高洋平

【2021年】◆◇◆◇◆◇◆◇◆◇◆◇◆◇◆◇◆
No.257 リハビリテーション診療の現場で悩む
　　　　呼吸トラブル対策
　　　　編集/宮川哲夫
No.258 膝関節リハビリテーション診療マニュアル
　　　　編集/津田英一
No.259 次の一手！摂食嚥下障害訓練に困ったときのワザ
　　　　編集/清水充子
No.260 脳卒中患者の社会復帰を支える
　　　　編集/豊田章宏
No.261 痙縮の治療戦略
　　　　編集/柴田　徹
No.262 超実践！心臓リハビリテーション治療
　　　　―初心者からエキスパートまで―
　　　　編集/青柳陽一郎

2021年　年間購読のご案内
年間購読料　40,150円（消費税込）
年間13冊発行
（通常号11冊・増大号1冊・増刊号1冊）
送料無料でお届けいたします！

各号の詳細は弊社ホームページでご覧いただけます.
☞www.zenniti.com/

※各号定価2,750円（本体2,500円＋税）（増刊・増大号を除く）

次号予告

脳血管障害の診断・治療の進歩とリハビリテーション診療

No.264（2021 年 8 月号）

編集企画／順天堂大学大学院教授　　藤原俊之

脳血管障害の早期診断・治療‥‥‥伊藤　義彰
急性期脳血管障害に対する
　脳血管内治療の現状‥‥‥‥‥‥山根　文孝
急性期リハビリテーション治療‥‥補永　　薫
上肢機能障害に対する
　リハビリテーション治療‥‥‥‥川上　途行ほか
体幹機能障害に対する
　リハビリテーション治療‥‥‥‥藤野　雄次ほか
半側空間無視に対する最新の
　リハビリテーション治療‥‥‥‥辻本　憲吾ほか
歩行障害に対する
　リハビリテーション治療‥‥‥‥森　　公彦ほか
前交通動脈瘤破裂後の記憶障害に
　対するリハビリテーション治療
　〜気づきの変化に注目して〜‥‥根岸　　昌ほか
痙縮治療／エコーガイド下ボツリヌス療法
　‥‥‥‥‥‥‥‥‥‥‥‥‥‥‥‥古川　俊明
非侵襲的脳刺激・脊髄刺激‥‥‥‥松田　雅弘ほか

編集主幹：宮野佐年　医療法人財団健貢会総合東京病院
　　　　　　　　　　リハビリテーション科センター長
　　　　　水間正澄　医療法人社団輝生会理事長
　　　　　　　　　　昭和大学名誉教授

No.263　編集企画：
小﨑慶介　心身障害児総合医療療育センター所長

Monthly Book Medical Rehabilitation No.263

2021 年 7 月 15 日発行　（毎月 1 回 15 日発行）
定価は表紙に表示してあります.
Printed in Japan

発行者　　末　定　広　光
発行所　　株式会社　全日本病院出版会
〒 113-0033　東京都文京区本郷 3 丁目 16 番 4 号 7 階
　　　　　電話（03）5689-5989　Fax（03）5689-8030
　　　　　郵便振替口座 00160-9-58753

印刷・製本　三報社印刷株式会社　　　　電話（03）3637-0005
広告取扱店　㈱日本医学広告社　　　　　電話（03）5226-2791